AF389296

NOUVEAU
TRAITÉ DE MÉDECINE ET DE THÉRAPEUTIQUE

Publié en fascicules

SOUS LA DIRECTION DE MM.

P. BROUARDEL
Professeur à la Faculté de médecine de Paris
Membre de l'Institut
Membre de l'Académie de médecine

A. GILBERT
Professeur à la Faculté de médecine de Paris
Médecin de l'hôpital Broussais
Membre de l'Académie de médecine

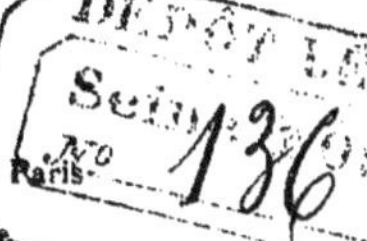

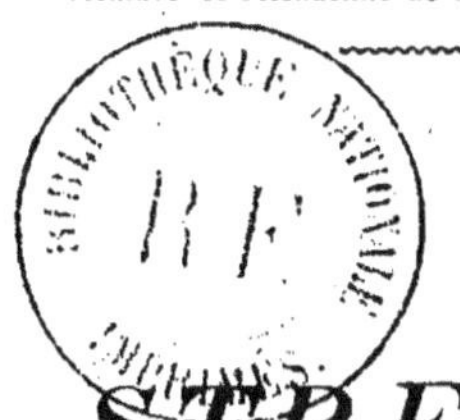

X

STREPTOCOCCIE

STAPHYLOCOCCIE, PNEUMOCOCCIE

COLIBACILLOSE

PAR

F. WIDAL, J. COURMONT,
L. LANDOUZY et A. GILBERT

Avec 18 figures intercalées dans le texte.

PARIS

LIBRAIRIE J.-B. BAILLIÈRE ET FILS
19, Rue Hautefeuille, près du Boulevard Saint-Germain

1906
Tous droits réservés.

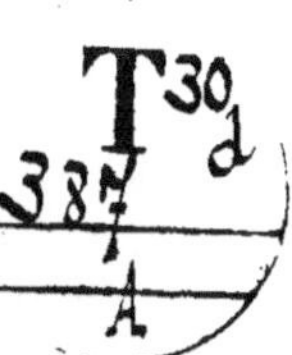

X

STREPTOCOCCIE

STAPHYLOCOCCIE, PNEUMOCOCCIE

COLIBACILLOSE

NOUVEAU
TRAITÉ DE MÉDECINE ET DE THÉRAPEUTIQUE
Publié en fascicules

SOUS LA DIRECTION DE MM.

P. BROUARDEL
Professeur à la Faculté de médecine de Paris,
Membre de l'Institut
et de l'Académie de médecine.

A. GILBERT
Professeur à la Faculté de médecine de Paris,
Médecin de l'hôpital Broussais,
Membre de l'Académie de médecine.

X

STREPTOCOCCIE

STAPHYLOCOCCIE, PNEUMOCOCCIE

COLIBACILLOSE

PAR

**F. WIDAL, J. COURMONT,
L. LANDOUZY et A. GILBERT**

Avec 18 figures intercalées dans le texte.

PARIS
LIBRAIRIE J.-B. BAILLIÈRE ET FILS
19, Rue Hautefeuille, près du Boulevard Saint-Germain

1906

NOUVEAU
TRAITÉ DE MÉDECINE ET DE THÉRAPEUTIQUE

PUBLIÉ SOUS LA DIRECTION DE

MM. P. BROUARDEL ET **A. GILBERT**

STREPTOCOCCIE

ET

ÉRYSIPÈLE DE LA FACE

PAR

F. WIDAL

Professeur agrégé à la Faculté de médecine de Paris,
Médecin de l'hôpital Cochin.

**CONSIDÉRATIONS GÉNÉRALES SUR LES MALADIES A STREP-
TOCOQUES.** — Le streptocoque, saprophyte vulgaire de notre surface cutanée et surtout de nos cavités naturelles, peut, comme les
staphylocoques, le pneumocoque, le colibacille, relever incessamment sa virulence, et à l'état isolé ou d'association pénétrer plus ou
moins profondément dans l'économie pour y déterminer les désordres
locaux ou généraux les plus variés. De tous les saprophytes capables
d'acquérir ainsi des qualités pathogènes, le plus intéressant, en raison
de son ubiquité et de la variété des lésions qu'il occasionne, est à
coup sûr ce streptocoque, que Peter, dans une discussion acadé-
mique, appelait avec l'humour dont il était coutumier : « le microbe
à tout faire ».

Le polymorphisme des lésions déterminées par un seul microbe
n'est plus fait pour nous étonner. Nous sommes déjà loin du temps
où l'on voulait édifier l'histoire de toutes les infections à l'image du
charbon, dont l'étiologie, en raison de sa simplicité même, a, pendant
un temps, pesé un peu trop lourdement sur la pathogénie des maladies
microbiennes. Peu à peu, cette pathogénie a paru plus complexe,

variable d'une infection à l'autre, impossible à ramener à un type unique, et l'histoire pathologique du streptocoque a contribué pour une large part à l'affranchissement de la doctrine première.

Ce n'est pas que l'opinion médicale se soit accommodée sans résistance d'une conception si contraire à la théorie organicienne. Elle a penché alternativement pour la pluralité ou l'unité d'origine des divers streptocoques trouvés chez l'homme. A la suite de recherches expérimentales concordant avec les données de l'étiologie et de la clinique, l'accord semblait fait (1). Depuis quelques années, on admettait presque universellement l'identité des divers streptocoques parasites de l'homme, lorsqu'en ces tout derniers temps nous avons assisté à une tentative de restauration pluraliste qui doit nous préoccuper au seuil même de cette étude.

Divers auteurs ont essayé de séparer les streptocoques, surtout ceux de la bouche, en espèces distinctes, mais nous verrons qu'aucun des prétendus caractères différentiels invoqués ne résiste à la critique. Une systématique mieux armée pourra peut-être dans l'avenir différencier quelques espèces de streptocoques, mais si jamais cette dichotomie s'opère, nous pouvons déjà prévoir qu'elle aura plus d'intérêt pour le botaniste que pour le médecin. Des expériences récemment entreprises (2) nous ont montré, en effet, que les streptocoques de la bouche normale, ceux précisément qui avaient paru les plus différenciables en raison de leur défaut de virulence, peuvent acquérir, grâce à des procédés faciles à mettre en œuvre, la propriété de déterminer l'érysipèle, la suppuration, l'endocardite, la septicémie. Le pathologiste doit donc sans cesse compter avec ces retours de virulence, et, pour le bien de l'étiologie et de la prophylaxie, il doit envisager, à l'heure actuelle, les divers microbes en chaînettes trouvés chez l'homme sain ou malade, comme les races transformables d'une seule et même espèce.

Nous savons aujourd'hui que le streptocoque est capable d'occasionner la plaque de l'érysipèle, la traînée lymphangitique, le pus de l'abcès, le caillot de la phlegmatia, les dégénérescences cellulaires les plus diverses, les hémorragies superficielles ou profondes, la fausse membrane de certaines angines. Si l'on songe que ces lésions déjà si variées peuvent se développer sur chaque organe en particulier, presque sur chaque tissu, on voit combien sont innombrables les méfaits du streptocoque. Il n'est guère d'être humain qui n'ait à en souffrir dans le cours de son existence. Parfois si bénignes dans leur allure qu'elles méritent à peine le nom de *maladie*, telle la

<hr>

(1) Chauveau, *Lyon méd.*, 1882, p. 272. — Arloing, *Comptes rendus de l'Acad. des sc.*, 1881. — F. Widal, *Bull. de l'Acad. de méd.*, 1888. — Étude sur l'infection puerpérale, la phlegmatia alba dolens. Thèse de Paris, 1889.

(2) F. Widal et F. Bezançon, *Bull. de la Soc. méd. des hôp.*, 18 mai, 1er juin, 27 juillet 1894.

simple tourniole, les maladies à streptocoques peuvent, en certaines occasions, revêtir la physionomie des septicémies les plus graves, et tuer d'une façon presque foudroyante, en cas d'infection puerpérale par exemple. Elles peuvent être l'origine d'affections à retour, se réveillant après une période de latence plus ou moins longue ; elles peuvent enfin laisser après elles, sur différents organes, des séquelles aboutissant aux dégénérescences et à la sclérose.

Le streptocoque peut être agent d'infection primitive ou agent d'infection secondaire.

Agent primitif de l'infection dans l'érysipèle, dans les septicémies puerpérales ou chirurgicales, dans certaines localisations, telles que la pleurésie ou la péricardite purulente, il n'est, par contre, le plus souvent, qu'un agent secondaire. Il survient comme facteur de gravité au cours de la fièvre typhoïde, de la diphtérie, de la scarlatine, de la variole, de la rougeole, et contribue souvent à l'issue mortelle de ces maladies. Sa présence est parfois tellement apparente qu'il masque l'agent pathogène véritable. Certains auteurs ne l'avaient-ils pas considéré comme le microbe de la grippe, et n'en est-il pas encore qui le tiennent pour l'agent pathogène de la scarlatine ?

Au cours des maladies chroniques cachectisantes ou diathésiques, le streptocoque peut intervenir encore comme agent secondaire. Il tue le cardiaque ou le brightique, en s'insinuant par la moindre fissure de sa peau œdématiée, il tue le diabétique par suppuration, il peut tuer encore le cancéreux en pénétrant par l'ulcération de son néoplasme.

La connaissance du streptocoque nous permet donc d'embrasser aujourd'hui, dans un coup d'œil d'ensemble, une série d'actes morbides dont les rapports échappaient pour la plupart à nos devanciers. Là où ils avaient pressenti des affinités morbides, la bactériologie et l'expérimentation nous ont montré de véritables analogies. Cette synthèse est d'un intérêt capital, tant au point de vue de la microbie et de la pathologie générales que de l'étiologie et de la prophylaxie.

La microbie générale trouve en effet dans le streptocoque un organisme d'étude. En s'adaptant à des genres de vie différents, ce microbe se modifie dans sa virulence et dans quelques-uns de ses caractères biologiques, mais sa modification n'est jamais assez complète pour aboutir à un transformisme véritable. Le microorganisme conserve sans cesse un air de famille le faisant reconnaître par l'expérimentateur. Des races nouvelles de streptocoques peuvent se créer ainsi à notre insu, dans la nature ou en nous-mêmes, et l'on conçoit que le streptocoque, végétant en dehors de l'organisme ou dans son intérieur, à des températures différentes, à l'abri de l'air ou à son contact, dans tel milieu ou dans tel autre, puisse acquérir des propriétés biologiques et pathogènes variables et déterminer des effets différents lorsqu'il pénètre l'économie.

La pathologie générale trouve l'exemple le plus frappant de microbisme latent dans l'histoire de ce microbe, qui normalement habite en nous en hôte inoffensif, que nous portons dans notre bouche aussi fréquemment que le colibacille dans l'intestin (1), et dont nous avons sans cesse à redouter les assauts les plus inattendus. Elle y trouve encore la preuve que la diversité des troubles morbides occasionnés par un seul et même streptocoque ne dépend pas seulement de variations de virulence, mais souvent des qualités du terrain que nous lui opposons. Chacun de nous réagit envers le streptocoque suivant ses aptitudes constitutionnelles, suivant son état actuel d'opportunité morbide, suivant le tissu qui a été envahi.

L'étiologie générale tire de l'étude du streptocoque les plus précieux enseignements et y trouve l'explication de faits incompréhensibles il y a quelques années encore. L'histoire de l'érysipèle nous montrera combien l'étiologie d'une maladie infectieuse peut être complexe. Nous verrons l'érysipèle naître par contagion directe, ou par contagion d'affections dissemblables, phlegmon, lymphangite, septicémie; nous le verrons naître enfin d'une façon spontanée en apparence, sans contagion préalable. Nous tenons la clef aujourd'hui de ces processus si variés. Nous avons appris que nous possédions en nous de quoi produire sans cesse cette maladie si spéciale par simple exaltation d'un de nos saprophytes vulgaires, et le problème mal posé de la spontanéité morbide commence à trouver sa solution. Nous comprenons, d'autre part, comment l'érysipélateux, transmettant à son entourage un streptocoque tout exalté dans sa virulence, peut déterminer ainsi par contagion l'érysipèle ou la série des infections multiples causées par ce microbe.

La prophylaxie tire à son tour un large profit de ces données étiologiques qui imposent au médecin, au chirurgien, à l'accoucheur, de craindre le contact réciproque de leurs malades. Elles dénoncent le danger de toute infection à streptocoques pour le scarlatineux, le diphtérique, le typhique, et apprennent pourquoi le voisinage d'un érysipèle, d'une simple angine, d'une simple broncho-pneumonie, peut être aussi périlleux pour la nouvelle accouchée que le contact d'une infection puerpérale.

Pour avoir mieux appris à classer certains faits pathologiques, ne

(1) F. Widal et F. Bezançon, *Soc. méd. des hôp. (loc. cit.).* Dans la bouche de vingt personnes saines examinées au point de vue bactériologique, nous avons constamment trouvé des streptocoques tous dénués de virulence. Netter a eu le mérite de constater le premier (*Soc. de biol.,* 1888, p. 646) le streptocoque dans la bouche des sujets sains, mais il ne l'avait trouvé qu'une fois sur vingt environ. La méthode qu'il avait employée pour ses recherches ne pouvait le renseigner sur la proportion exacte du streptocoque dans la salive, non plus que sur sa virulence réelle. En inoculant à des animaux la salive, telle qu'elle vient d'être rejetée, on inocule avec le streptocoque une quantité innombrable de germes différents, dont la seule présence suffit à donner au microbe en chaînettes une virulence qu'il n'aurait pas présentée s'il avait été inoculé à l'état de pureté.

nous croyons pourtant pas en droit de bouleverser la nosographie actuelle. La pathologie générale s'accommode à merveille d'une étude d'ensemble sur tous les méfaits du streptocoque; elle peut même les réunir avec avantage sous le nom général de *streptococcie*, mais la pathologie descriptive ne saurait adopter une telle classification. Décrire dans un même chapitre au point de vue didactique des maladies relevant de la médecine, de la chirurgie, de l'obstétrique, serait déjà violer toutes les lois de la nosographie courante. Il n'y aurait d'ailleurs là qu'une apparence de classification pathogénique, puisqu'il ne serait pas tenu compte de tous les éléments du problème étiologique, notamment des causes dites *secondes*, dont l'importance est parfois si capitale qu'elles imposent une dénomination à la maladie, dans l'infection *puerpérale*, par exemple. D'autre part, le streptocoque n'étant souvent qu'un agent d'infection secondaire, son rôle dans une classification doit s'effacer devant celui de l'agent pathogène primitif, dans la diphtérie, la fièvre typhoïde, la variole, la scarlatine, la rougeole, etc. Enfin, certaines affections localisées dues au streptocoque doivent être soumises à une classification purement régionale. La pleurésie purulente, par exemple, peut être due au streptocoque comme au pneumocoque ou au bacille de Koch, mais au point de vue nosographique elle est, avant tout, une maladie de la plèvre et doit être étudiée avec les autres altérations de la séreuse. De même pour la péritonite, la méningite, l'endocardite et nombre de localisations morbides où le streptocoque entre en jeu.

Nous avons à décrire spécialement ici l'érysipèle qui est le type des maladies à streptocoques, comme la pneumonie est le type des maladies à pneumocoques. De ce que nous venons de dire, il ressort que son histoire étiologique, anatomique et clinique, pour être actuellement compréhensible, doit être précédée d'une énumération des diverses maladies à streptocoques et d'une étude bactériologique et expérimentale de ce microbe.

Énumération des maladies à streptocoques. — Les diverses maladies à streptocoques dont l'étude relève de la pathologie interne auront leur histoire dans les différents articles de ce Traité. Nous nous bornons ici à énumérer, dans un tableau d'ensemble, les lésions principales causées chez l'homme par ce microbe.

Étapes lymphatiques de l'infection streptococcienne. — Le streptocoque envahit le plus souvent l'économie par effraction à travers la peau ou les muqueuses. Dès que le microbe a franchi la frontière épidermique ou épithéliale, il se trouve dans les espaces conjonctifs, aux origines de la circulation lymphatique (1). Sur le

(1) Lire, à ce sujet, l'intéressante leçon de CHAUFFARD, dont nous suivons la description : Les étapes lymphatiques de l'infection *Sem. méd.*, 4 juillet 1894, p. 310.

terrain de cette première étape lymphatique peut se livrer déjà, entre microbes et cellules, un combat dont le résultat est le développement de la *plaque érysipélateuse*. Bien souvent, le streptocoque brûle cette première étape et ne détermine de réaction cellulaire que sur l'un des trois segments de l'appareil lymphatique, occasionnant ainsi des *lymphangites réticulaires, tronculaires* ou *ganglionnaires*. Le microbe est le plus souvent arrêté par la réaction ganglionnaire. Dans quelques circonstances, l'infection lymphatique revêt une autre forme, dont la formule, d'après Chauffard, est la suivante : Réaction réticulaire et tronculaire légère, réaction ganglionnaire moyenne, réaction septicémique intense. L'infection, dans ce cas, envahit rapidement la circulation générale, sans doute par l'intermédiaire du canal thoracique, et le malade succombe à l'évolution suraiguë d'une *septicémie à porte d'entrée lymphatique*.

Suppurations. — En certains cas le streptocoque, agissant sur les voies lymphatiques, peut déterminer un processus réactionnel intense aboutissant à la lymphangite suppurée ou à l'adéno-phlegmon. La guérison est alors rapide « et l'on peut légitimement accorder à ces violentes inflammations lymphatiques locales la signification critique d'une lésion protectrice de l'organisme ».

Le streptocoque peut occasionner toutes les formes de suppuration.

Il peut déterminer la tourniole, le panaris, voire même un abcès à marche froide et rapide, isolé sur un membre, comme nous l'avons récemment observé. Ces faits sont exceptionnels. Les abcès qui répondent à l'ancien type du phlegmon circonscrit dépendent en général des staphylocoques.

En règle générale, les suppurations à streptocoques sont loin d'avoir une signification salutaire. Localement, elles peuvent revêtir d'emblée l'allure la plus grave, comme dans le *phlegmon diffus* ; elles peuvent, d'autre part, se généraliser par la voie veineuse et déterminer des abcès métastatiques. Le streptocoque est l'agent presque constant des *pyohémies chirurgicale, puerpérale, médicale*.

Il n'est pas de séreuses, il n'est pas de viscères où le streptocoque ne puisse, en colonisant, déterminer des suppurations. Il est un des microbes qui occasionnent le plus fréquemment la pleurésie, la péritonite, la méningite, la péricardite, l'arthrite suppurée. Il est une cause fréquente d'otite, d'empyème des sinus, de phlegmon pharyngé, d'angiocholites, d'abcès du poumon ou du rein, etc. Ces suppurations peuvent paraître la manifestation unique et primitive de l'infection : elles n'en sont souvent qu'un foyer secondaire répondant à des localisations de la pyohémie. Dans un cas d'*angine de Ludwig*, avec tuméfaction énorme de la région sus-hyoïdienne, nous avons, M. Chantemesse et moi, isolé à l'état de pureté un streptocoque très virulent.

Exsudats séro-fibrineux. — Le streptocoque peut, par exception, déterminer dans les séreuses de simples épanchements séro-fibrineux

La pleurésie séro-fibrineuse à streptocoques a, dans ces derniers temps, été étudiée par Fraenkel et Weichselbaum.

Fausses membranes fibrineuses. — A la surface des séreuses ou des muqueuses, le streptocoque peut, par des mécanismes différents, prêter au développement de fausses membranes fibrineuses. Les muqueuses les plus fréquemment recouvertes par ces fausses membranes sont, avec la conjonctive, celles de l'utérus et du pharynx. Nous verrons cependant que l'étude bactériologique des angines à streptocoques doit déjà être revisée, tant est fréquente la présence de ce microbe, même dans la bouche normale.

Hémorragies. — Les hémorragies d'allure variable peuvent survenir au cours des infections à streptocoques primitives ou secondaires. Ces hémorragies peuvent être discrètes, se réduire à quelques pétéchies, à quelques ecchymoses sous-muqueuses; elles peuvent être généralisées à la peau et aux viscères et donner dans leur ensemble le tableau du purpura dit *hémorragique*.

Le streptocoque, comme l'ont montré des recherches bactériologiques récentes, est le microbe le plus souvent responsable du purpura infectieux primitif. Il n'agit directement sur les petits vaisseaux que par exception, et c'est sans doute en impressionnant par ses toxines les centres nerveux qu'il met le système vaso-dilatateur dans un état d'excitabilité extrême (1).

Érythèmes. — Des érythèmes, très divers d'aspect, peuvent se produire par un mécanisme analogue au cours des infections à streptocoques. La tache érythémateuse n'est qu'un stade moins avancé de la tache hémorragique. Érythème et purpura peuvent donc évoluer simultanément sur la peau d'un malade atteint d'une infection à streptocoques. L'érythème scarlatiniforme puerpéral est un des plus beaux exemples de ces érythèmes dus à l'action du streptocoque, comme nous l'a démontré une observation récente.

Endocardite, artérite, phlegmatia alba dolens. — Le streptocoque est une des causes les plus fréquentes de l'*endocardite végétante ulcéreuse*. Il peut agir plus sourdement et occasionner directement ou par ses toxines une *endocardite chronique*, à la suite d'un érysipèle, par exemple. Il est une des causes fréquentes de l'*artérite infectieuse*; il est l'agent constant de la *phlegmatia alba dolens* puerpérale.

Déterminations viscérales. — Les maladies à streptocoques réalisent les types les plus complets du foie et du rein infectieux. Nous aurons à décrire les divers échantillons de ces hépatites ou de ces néphrites en faisant l'histoire de l'érysipèle.

Babès (2) a soutenu récemment qu'une partie des processus morbides connus sous le nom d'*ictère grave* sont provoqués par une localisation du streptocoque dans le foie. Il a rapporté des observations

(1) WIDAL et THÉRÈSE, *Soc. méd. des hôp.*, 1894, p. 16.
(2) BABÈS, *Arch. für pathol. Anat.*, 5 avril 1894.

de dégénérescence hépatique galopante où le streptocoque a été trouvé pullulant dans les capillaires hépatiques et occasionnant en quelques heures une dégénérescence rapide de l'organe. Si l'on fouille de près l'anamnèse, on se convainc souvent que cette hépatite, paraissant primitive, reconnaît comme point de départ une lésion tonsillaire, bronchique ou utérine.

La néphrite primitive à streptocoques, décrite par Mannaberg, ne devait être également qu'une localisation secondaire d'un processus dont la lésion primitive avait passé inaperçue.

Dans la pathologie des bronches, le streptocoque joue un rôle considérable. Il menace sans cesse de descendre de la cavité buccale. Il est presque toujours partie prenante dans le processus des bronchites simples, muco-purulentes ou hémorragiques (1), et il est une des causes fréquentes de l'abcès péribronchique dans la bronchopneumonie. Il peut être l'origine de foyers successifs de splénisation.

Septicémies. — Le streptocoque détermine des septicémies en se généralisant dans le sang par des procédés différents. Il peut pénétrer primitivement par la voie lymphatique et gagner la veine cave par le canal thoracique, comme nous l'avons vu plus haut; il peut pénétrer directement dans la voie veineuse à la faveur d'une ulcération superficielle ou profonde. La septicémie peut être secondaire à une lésion locale (érysipèle, foyer de suppuration, etc.), qui marque sa première étape; elle peut aussi apparaître d'emblée et surprendre un organisme indemne de tout foyer préalable. Chez la nouvelle accouchée, la mort survient parfois au milieu de tous les symptômes de l'infection, sans que l'examen des organes ne décèle, en aucun point de l'économie, la moindre trace de suppuration. Ces autopsies négatives avaient reçu des anciens les interprétations les plus contradictoires. La bactériologie nous a montré que, dans ces cas, la mort était due à la généralisation dans le sang du streptocoque qui tuait en se multipliant et en sécrétant des substances toxiques.

La thèse récente de Lemierre (2) contient les renseignements les plus précis sur la présence du streptocoque dans le sang et sur les moyens de l'y déceler par l'ensemencement massif dans une grande quantité de bouillon.

Synthèse de toutes ces lésions réalisées par l'infection puerpérale. — Nous venons d'envisager à l'état dissocié les diverses altérations causées par le streptocoque, mais on peut les trouver réunies en plus ou moins grand nombre chez le même individu. De toutes les maladies, l'infection puerpérale est celle qui réalise le mieux la synthèse des diverses lésions à streptocoques. Elle est la maladie de choix pour quiconque veut étudier le rôle du streptocoque

---

(1) P. CLAISSE, L'infection bronchique. Thèse de Paris, 1893.

(2) LEMIERRE, L'ensemencement du sang pendant la vie. Thèse de Paris, 1904.

en pathologie. Chez la nouvelle accouchée, ce microbe peut déterminer des suppurations localisées ou généralisées, aiguës ou chroniques, des fausses membranes fibrineuses, de la phlegmatia, des septicémies bénignes ou graves, aussi bien que l'érysipèle.

Infections secondaires à streptocoques. — Au cours des diverses maladies infectieuses, le streptocoque peut envahir secondairement l'économie, et sévir avec d'autant plus de violence qu'il agit par symbiose. On le retrouve sans cesse unissant ses effets à ceux des agents pathogènes connus ou inconnus de la grippe, de la diphtérie, de la fièvre typhoïde, de la tuberculose, de la scarlatine, de la rougeole, de la variole. Pour acquérir la virulence, il ne suffit pas, comme on serait tenté de le croire, que le streptocoque végète dans la bouche d'individus atteints de ces diverses infections, il faut qu'il ait pénétré, pullulé dans l'économie et se soit en un mot exalté par passage intime dans l'organisme infecté. Le fait ressort, nous le verrons, de ce que nous avons observé chez les varioleux.

ÉTUDE BACTÉRIOLOGIQUE DES STREPTOCOQUES. — La présence d'organismes en chaînettes dans les liquides pathologiques a été constatée, il y a longtemps déjà, par Coze et Feltz. Si l'honneur reste à Nepveu et à Hueter d'avoir presque simultanément, en 1870, reconnu la présence de microbes pathogènes dans l'érysipèle, on doit reconnaître que les organismes décrits par eux s'éloignaient par leurs caractères du streptocoque. En 1876, Bouchard (1) trouva, dans la sérosité des phlyctènes, des microbes associés deux à deux, ou en chaînettes. Il faut arriver aux travaux de Pasteur (1879) sur l'infection puerpérale, et à la thèse de Doléris (1880), pour trouver une description réelle du streptocoque et de ses cultures. Les travaux de Rosenbach, Ogston et Passet, ceux surtout de Fehleisen (1881 et 1882), ont fixé les caractères principaux des streptocoques isolés dans le pus du phlegmon ou dans la sérosité de l'érysipèle. Telles sont les étapes qui ont marqué les débuts de l'histoire des streptocoques. Les travaux les plus importants publiés en ces dernières années seront cités au cours de notre description. Nous prendrons comme type le streptocoque isolé dans l'érysipèle, microbe fixé dans une virulence telle que son inoculation reproduit le plus souvent chez l'animal cette maladie humaine. C'est donc bien là un type fait pour servir de terme de comparaison dans une étude de bactériologie appliquée à la médecine.

LE STREPTOCOQUE ISOLÉ DANS L'ÉRYSIPÈLE. — Morphologiquement, c'est un micrococque dont les grains, agencés bout à bout, forment, dans leur ensemble, une chaînette plus ou moins étendue. La chaînette peut être courte ou longue. Réduite à quatre, six ou huit éléments, et même à un assemblage en simple diplocoque dans

---

(1) BOUCHARD, Cours de pathologie générale, 1880.

la sérosité de la plaque érysipélateuse, ou dans certaines cultures sur milieux solides, elle peut, après culture sur certains milieux liquides, se composer de trente, quarante éléments et former ainsi des chapelets sinueux et étendus (fig. 1). Souvent, dans nos cultures

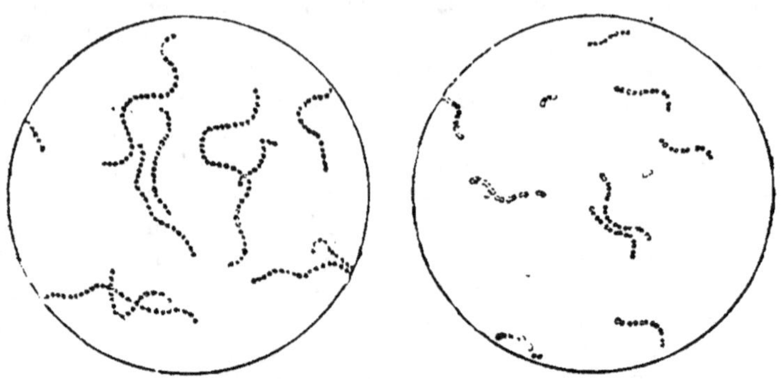

Fig. 1. — Formes longues.   Fig. 2. — Formes de chaînettes
                                              en diplocoques.

de streptocoques de l'érysipèle, nous avons vu s'effectuer ces transformations, sans pouvoir fixer de lois à cet égard.

La chaînette est souvent constituée par une série de diplocoques (fig. 2. Cet aspect correspond à une phase de développement, chaque grain se dédoublant par scissiparité. Le diamètre de chaque microcoque varie de 0,3 à 0,6 μ. La variation du terrain qui a servi à la culture règle souvent ces différences de volumes dont on avait voulu, à tort, faire également un élément de différenciation entre les divers streptocoques.

L'homogénéité des chaînettes d'une culture jeune n'est pas toujours parfaite. Parfois on surprend, par exemple, au milieu d'un chapelet, un grain dont les dimensions dépassent celles de ses congénères. Dans les vieilles cultures, ces inégalités sont la règle. Souvent on y rencontre des grains se colorant peu ou point par les matières d'aniline, grains que certains auteurs ont décrits à tort comme des spores.

Examinées directement sans coloration, les chaînettes présentent, dans leur totalité, une sorte de petites oscillations sur place, rappelant le mouvement brownien.

La coloration en est facile avec la plupart des matières d'aniline. La solution de violet 6B ou celle de rubine au tiers suffisent pour la teinture du streptocoque sur lamelles.

La méthode de Gram ne décolore pas le streptocoque, ce qui facilite singulièrement sa recherche dans les tissus.

Les divers milieux de culture employés en bactériologie se prêtent au développement du streptocoque. L'alcalinité ou au moins la neutralité de ces milieux est une condition nécessaire. L'acidité la plus légère nuit au développement. L'oxygène libre n'est pas nécessaire. Les cultures anaérobies sont plus abondantes que celles développées au contact de l'air.

Ensemencé à la surface ou dans la profondeur de la gélatine exposée à 20°, le streptocoque donne de petites colonies visibles au bout de trente-six heures, apparaissant sous forme de petits points plus ou moins opaques à bords translucides, se fusionnant difficilement et dont l'accroissement est terminé quatre ou cinq jours après l'ensemencement. Jamais la gélatine n'est liquéfiée.

Sur tubes inclinés d'agar exposés à 37°, le streptocoque, au bout de vingt-quatre heures, fournit un petit semis blanchâtre comparé à des grains de semoule.

Si les colonies sont confluentes, elles fournissent, au niveau du trait d'ensemencement, une bande à bords polycycliques, comparée, avec un peu de complaisance, à une feuille de fougère ou même d'acacia. En vérité, rien n'est variable comme l'aspect des cultures d'un même streptocoque sur agar. Une légère différence dans l'ancienneté de la semence, dans l'âge des milieux de culture, dans le mode de confection de ces milieux, dans la température d'exposition de la culture, suffit souvent à produire ces variations.

Le développement sur sérum gélatinisé est maigre. En culture anaérobie, le sérum coagulé est liquéfié par le streptocoque (Achalme).

Les cultures sur bouillon présentent des variations intéressantes à noter. Le type le plus fréquent est le suivant : le bouillon commence par se troubler, puis, au bout de deux ou trois jours, il s'éclaircit et des grumeaux blanchâtres se collectent formant dépôt dans la profondeur. Par agitation du tube, les grumeaux se dissolvent à nouveau pour troubler le bouillon. Mais que de variations dans l'aspect de ces cultures en bouillon ! Le bouillon peut rester longtemps trouble, il peut paraître clair d'emblée. Les grumeaux peuvent être plus ou moins compacts, ils peuvent être de consistance muqueuse ou glaireuse. Un seul et même échantillon de streptocoques de l'érysipèle peut présenter toutes ces variations, au hasard de ses transplantations, ou de son passage dans le corps des animaux, comme nous l'avons souvent observé avec F. Bezançon.

Sur pommes de terre, sur carottes et autres milieux végétaux, le streptocoque ne donne pas de culture apparente. On a voulu également ment utiliser ce caractère pour le différencier de diverses espèces de streptocoques.

L'ensemencement dans le lait donne les résultats les plus variés. Un streptocoque de même provenance tantôt ne coagule pas le lait, même après un long séjour à l'étuve ; tantôt il le coagule rapidement, en vingt-quatre ou quarante-huit heures, en fournissant un gros caillot rétractile avec formation de sérum abondant ; tantôt la coagulation est lente et le caillot peu rétractile ; tantôt le tout s'épaissit, devient grumeleux sans qu'il y ait apparition de caillot véritable ; tantôt la coagulation ne se fait qu'après ébullition. Nous avons pu voir, avec F. Bezançon, un streptocoque tiré d'une plaque d'érysipèle altérer aussi de façon différente des échantillons du même lait, ensemencé à quelques jours de distance.

Une culture de streptocoques laissée en contact avec l'oxygène de l'air perd rapidement sa vitalité en un temps variant de quelques jours à quelques semaines. Conservée en pipette close à l'abri de l'oxygène et de la lumière, la vitalité peut persister pendant près d'un an, comme nous l'avons observé avec M. Roux (de l'Institut Pasteur).

Cette mort relativement rapide du streptocoque en milieux artificiels tient à la sécrétion d'un acide difficile à déterminer cliniquement. Cette acidification n'est pas en rapport constant avec la virulence et, d'après nos expériences, ne se montre pas toujours, comme l'a soutenu Achalme, d'autant plus lentement dans son apparition que le germe est plus virulent. En empêchant l'acidification par addition de carbonate de chaux au bouillon de culture, on retarde la mort de la culture. La caséine du lait est coagulée par ce microbe ; Achalme rapproche ce fait de la coagulation de la fibrine, que le streptocoque détermine dans l'économie pour occasionner la formation de fausses membranes.

L'action physiologique des produits de culture sera étudiée plus loin.

Expérimentation sur les animaux. — Les expérimentateurs ont opéré le plus souvent sur le lapin, la souris, le cobaye. Le *lapin* est l'animal de choix. C'est sur lui que l'on peut reproduire un érysipèle typique.

L'action sur cet animal varie suivant la voie d'inoculation, suivant la virulence de la culture, suivant la quantité injectée.

L'inoculation sous la peau de l'oreille est celle qui donne la réaction la plus caractéristique. En règle générale, une culture de streptocoque retiré récemment de la peau d'un érysipélateux donne naissance, par inoculation sous le derme de l'oreille d'un lapin, à un érysipèle dont l'évolution commence vingt-quatre à quarante-huit heures après l'inoculation. L'oreille devient chaude, rouge et tuméfiée dans sa totalité ; elle devient procidente, se couvre parfois de phlyctènes ; elle est gorgée de sérosité contenant de courtes chaînettes et desquame au bout de quelques jours. La température s'élève pour osciller entre 39°,5 et 40°. L'animal est somnolent, souvent diarrhéique, et l'intensité des phénomènes généraux peut être telle que la mort survient avant que la plaque ait terminé son évolution. Il est des cas, assez rares d'ailleurs, où la virulence est telle que la mort survient en un ou deux jours par septicémie.

Lorsque la culture est vieille, ou lorsque l'animal jouit d'un état réfractaire consécutif, par exemple, à une vaccination antérieure, le streptocoque n'occasionne plus qu'une petite plaque rouge au point d'inoculation, ou un petit abcès de longue durée.

L'inoculation intraveineuse amène la mort en un temps variant de un à cinq jours, si le microbe est virulent.

Von Lingelsheim (1) a insisté il y a quelques années sur la résistance toute particulière de la souris vis-à-vis du streptocoque de l'érysipèle. Kurth a été jusqu'à dire que tout streptocoque dont l'inoculation produit des accidents graves chez la souris ne peut être le streptocoque de l'érysipèle. Dans beaucoup de cas, cette résistance est incontestable, mais de nombreuses expériences nous ont montré qu'elle est loin d'être constante.

Le *cobaye* est un réactif expérimental infidèle. L'inoculation sous-cutanée d'un streptocoque très virulent pour le lapin détermine le plus souvent chez le cobaye une légère tuméfaction sans importance, parfois un abcès localisé, rarement une septicémie mortelle, sans qu'on puisse saisir la raison de ces différences.

Accidents médullaires. — Paralysies et atrophies musculaires expérimentales. — Le streptocoque peut occasionner chez le lapin, quelques jours, quelques semaines et même quelquefois plusieurs mois après son inoculation, des lésions du côté du système nerveux central se traduisant cliniquement par des paralysies avec ou sans contracture, ou par des atrophies musculaires. La connaissance de ces lésions peut contribuer à éclairer la pathogénie des affections médullaires aiguës ou chroniques.

Roger (2), par inoculation intraveineuse des cultures d'un streptocoque érysipélateux atténuées par développement dans le sérum, a vu les animaux devenir paraplégiques sans symptômes bruyants et mourir, au bout de quinze à trente jours, cachectiques et amaigris. En employant une culture très vieille, développée dans le sérum pendant des mois, la mort survenait en général après dix ou quarante jours, parfois après six mois avec atrophie musculaire des membres postérieurs et lésions de polio-myélite antérieure.

Bourges (3) a vu, cinq jours après l'inoculation d'un streptocoque, survenir chez un lapin une paraplégie avec escarre fessière, suivie rapidement de mort. Une myélite à corps granuleux avait détruit presque complètement la moelle au niveau du renflement lombaire.

Nous avons eu l'occasion, F. Bezançon et moi (4), d'inoculer cent

(1) Von Lingelsheim, Experiment. Untersuch. über morphol. Cultur und pathogene Eigenschaft. verschied. Streptokokken (*Zeitschr. für Hygiene*, t. X, p. 331. 1891).

(2) Roger, Atrophie musculaire progressive expérimentale (*Comptes rendus de l'Académie des sciences*, 26 oct. 1891).

(3) Bourges, Myélite diffuse aiguë expérimentale produite par l'érysipélocoque (*Arch. de méd. exp.*, 1893, p. 227).

(4) F. Widal et F. Bezançon, Myélites infectieuses expérimentales à streptocoques (*Soc. méd. des hôp.*, 18 janvier 1895, p. 38).

seize lapins avec quatre-vingt-neuf échantillons de streptocoques provenant des sources les plus diverses et doués des virulences les plus variées. Chez sept de ces animaux, soit dans 6 p. 100 des cas, nous avons assisté au développement des symptômes de paralysie, en un temps variant de sept jours à deux mois après l'inoculation. La paralysie dans ces différents cas dura de deux à treize jours et se termina toujours par la mort. Une fois le streptocoque provenait de la bouche d'un érysipélateux, deux fois d'une même angine pultacée, deux fois d'une bouche normale, une fois de l'utérus d'une femme atteinte d'infection puerpérale, une fois de la bouche d'un varioleux. Dans un seul cas nous avons pu saisir une cause provocatrice immédiate. L'animal inoculé depuis deux mois avait toujours été en parfaite santé. On l'approcha d'une femelle et il tomba brusquement en paralysie, dès son premier essai d'accouplement. La paralysie, chez les animaux en expérience, avait été précédée deux fois d'un érysipèle. Dans les autres cas, les animaux n'avaient présenté au point d'inoculation que des signes locaux peu intenses.

La paralysie s'accompagne souvent de diarrhée, de troubles des réservoirs, de dyspnée, de contracture, de convulsion des globes oculaires, de contraction des muscles du cou, ou des muscles d'un côté du corps qui forme un arc de cercle latéral. Dans un cas, on notait des mouvements giratoires, des convulsions épileptiformes et du nystagmus. La mort peut survenir dans le coma, avec température élevée.

Dans quatre cas seulement les moelles ont été examinées au microscope avec les différentes méthodes usitées en histologie. Elles présentaient des lésions portant sur l'axe gris et sur les cordons blancs. Dans la substance grise, les altérations étaient celles de la myélite diffuse subaiguë : congestion vasculaire allant parfois jusqu'à l'hémorragie, surtout au niveau des cornes antérieures ; tuméfaction granuleuse, aspect vacuolaire et colloïde des cellules multipolaires des mêmes cornes avec œdème péricellulaire. Les lésions des cordons blancs étaient surtout d'ordre dégénératif ; elles étaient diffuses, mais dans un cas prédominaient dans les cordons postérieurs, et consistaient surtout en une dilatation parfois énorme des gaines de myéline et en hypertrophie du cylindraxe. Enfin on trouvait en grand nombre des corps granuleux.

Nous avons donc ainsi reproduit expérimentalement non seulement des lésions de myélite diffuse de l'axe gris, mais encore des lésions dégénératives des cordons blancs précédant sans doute le stade de sclérose. A l'œil nu, après durcissement dans le liquide de Müller, une moelle présentait l'aspect des lésions de sclérose des cordons postérieurs, mais l'examen histologique a révélé que cet aspect était dû uniquement à des foyers de dégénérescence systématisés dans les cordons postérieurs.

Les recherches bactériologiques commencent à éclairer peu à peu la pathogénie, hier encore si obscure, des affections médullaires.

Nous savons déjà que les microbes les plus vulgaires, colibacilles et staphylocoques, peuvent déterminer des paraplégies chez les animaux. Nulle bactérie n'occasionne expérimentalement des symptômes et des lésions médullaires aussi variées que le streptocoque, microbe dont nous subissons sans cesse les attaques.

Variations dans les effets pathogènes du streptocoque. — Influence de la virulence, influence du terrain. — Nous venons de voir le streptocoque de l'érysipèle provoquer en général des affections de forme et de gravité différentes suivant l'animal inoculé et suivant la voie de pénétration du virus. Il ne faut pas oublier cependant que l'inoculation, dans le même tissu d'un même animal, peut déterminer également des effets pathogènes différents. L'expérimentation nous montre que cette variation est tantôt affaire de *virulence*, tantôt affaire de *terrain* présenté par l'animal.

On peut faire descendre ou monter à volonté la gamme de la virulence du streptocoque. La descente est aisée : elle se fait tout naturellement dans les vieilles cultures et, quand on expérimente avec le streptocoque, on ne le voit que trop souvent s'atténuer dans ses effets pathogènes.

Il est plus difficile de remonter la virulence du streptocoque. Chantemesse et moi avons été les premiers à indiquer un procédé qui consiste à injecter dans les veines d'un lapin une culture à dose suffisamment massive pour amener la mort malgré son atténuation. Le simple passage par le corps de l'animal suffit parfois à rendre au streptocoque sa virulence, et une culture faite avec le sang du cœur peut déterminer à nouveau un érysipèle chez le lapin. Ce procédé, comme tous ceux qui ont pour but de remonter la virulence, n'est pas infaillible.

Monti a pu rendre au streptocoque son activité perdue, en l'inoculant en même temps que des substances solubles de *Proteus vulgaris*. Roger et Achalme sont arrivés au même résultat, le premier en inoculant le *prodigiosus* ou ses substances solubles en même temps que le streptocoque, le second en ajoutant l'action de la peptone putréfiée à celle de l'érysipélocoque. La clinique nous fournit des exemples sans nombre de cette exaltation de virulence par symbiose. Je crois que la liste serait longue à dresser de tous les microbes susceptibles d'exalter ainsi la virulence d'un streptocoque. Le colibacille, microbe que le streptocoque trouve constamment à ses côtés dans l'économie, est un excellent agent d'exaltation de ce streptocoque. Nous avons pu, F. Bezançon et moi, transformer par ce procédé un streptocoque de la bouche normale dénué primitivement de virulence en un streptocoque virulent capable de déterminer chez le lapin un érysipèle grave, une endocardite végétante et même des lésions médullaires.

La virulence n'est pas tout et le terrain n'est pas sans exercer son influence sur la lésion produite par le streptocoque. Le système nerveux règle dans une certaine mesure les conditions du terrain, comme on a essayé de le démontrer expérimentalement. Roger inocule simultanément une même dose d'un même érysipélocoque sous la peau des deux oreilles d'un lapin, puis sectionne le sympathique d'un côté. Les vaso-moteurs sont paralysés dans l'oreille correspondante qui guérit plus rapidement que l'oreille opposée et sans mutilation. Pour Roger, la dilatation des vaisseaux consécutive à la paralysie des vaso-moteurs favoriserait l'exsudation de liquides bactéricides et hâterait l'arrivée des leucocytes, d'où la guérison rapide. Par contre, si, procédant de même à l'inoculation des deux oreilles d'un lapin, on coupe d'un côté le nerf sensitif auriculo-cervical, l'infection de ce côté est plus intense et peut aboutir au sphacèle. Des expériences ultérieures ont montré que ces faits sont loin d'être constants.

Action physiologique des produits de culture. — Cette action a été étudiée par Chantemesse (1) qui le premier a étudié expérimentalement sur le lapin la toxicité des cultures de streptocoques et leur a reconnu des qualités pyrétogènes, puis par Manfredi et Traversa et par Roger.

Une injection de culture filtrée détermine des symptômes qui ne sont pas ceux de l'érysipèle et qui consistent en phénomènes nerveux, convulsions, paralysie, fièvre. Roger a isolé deux substances : l'une précipitable par l'alcool, et augmentant l'état de réceptivité des animaux ; l'autre, au contraire, restant en solution et leur conférant une immunité passagère. D'après lui, les cultures filtrées et non chauffées injectées dans les veines d'un animal diminuent d'une façon durable la résistance à l'infection par le streptocoque ; les cultures filtrées et chauffées injectées dans les veines augmentent sa résistance et le mettent à l'abri de l'infection par le streptocoque.

Mme Sieber-Schoumoff (2) a isolé des cultures une toxalbumose qui, suivant la dose inoculée, détermine soit une élévation de température de 1 à 2°, soit un abaissement de température et la mort.

Pour étudier les toxines fabriquées par les streptocoques, Schenk (3) a fait porter les recherches sur des organes provenant d'animaux morts de streptococcie; il débarrassait les organes des streptocoques en chauffant à 56° pendant une heure.

Homen et Laitinen (4), Parascandolo, Brieger et Wassermann, Marmorek (5). en employant des procédés de culture divers, puis des

(1) Chantemesse, Leçons sur l'infection puerpérale, 1889.

(2) Sieber-Schoumoff, *Arch. des sc. biol. de l'Inst. impér. de Saint-Pétersbourg*, 1892, p. 265.

(3 Schenk, Ueber Streptokokken serum (Marmorek) und ueber streptokokken toxine (*Wien. klin. Wochenschr.*, 28 oct. 1897).

4 Homen et Laitinen, Die Wirkung von Streptokokken und ihren Toxinen auf peripheren Nerven, spinal Ganglion und das Rückenmark (*Ziegler's Beitr. zur path. Anat.*, XXV, 1899).

5 Marmorek, Le streptocoque et le sérum antistreptococcique (*Ann. de l'Inst. Pasteur*, 1895, p. 593).

procédés de précipitation différents, ont obtenu des toxines streptococciques.

Pour obtenir des toxines en abondance, Marmorek a fabriqué un milieu dans lequel l'activité des streptocoques ne s'épuisait pas rapidement ; à un milieu composé d'un bouillon de viande peptoné il ajoutait un bouillon de leucine et un bouillon de glycocolle. Le streptocoque qu'il ensemençait provenait d'une angine. Ce microbe pouvait se développer presque indéfiniment dans ce mélange et Marmorek en augmentait encore la virulence en le faisant passer par le corps du cobaye.

Bonome (1), étudiant les toxines sécrétées par les différentes variétés de streptocoque, les différencie d'après leur action pathogène. Il faisait des injections de corps cellulaires morts et de produits solubles.

De ces différents travaux il ressort avant tout que, pour obtenir une toxine streptococcique, il faut employer des microbes très virulents ; aussi ne peut-on en isoler des cultures d'un streptocoque provenant de la bouche d'un homme normal.

Vaccination. — Sérothérapie. — La vaccination peut s'obtenir soit par inoculation d'un streptocoque atténué, soit par injection intraveineuse de substances solubles préalablement chauffées, soit par inoculation de sérum d'animaux immunisés contre le streptocoque (Mironoff) (2).

Dans tous ces cas, cette immunisation n'est pas, en général, de longue durée. Il nous est arrivé de reproduire un érysipèle par inoculation d'un streptocoque virulent chez des animaux guéris depuis deux mois seulement d'un érysipèle grave.

Le sérum des animaux immunisés est doué également de propriétés thérapeutiques. Ce sérum est inactif contre les processus septiques inflammatoires locaux, mais pourrait couper court à une septicémie déjà en évolution (Mironoff). Il y a là peut-être un avenir pour la guérison de certaines septicémies aiguës chez l'homme.

D'importantes recherches sur la vaccination antistreptococcique ont été poursuivies par Charrin et Roger (3), Marmorek (4), Denys et Leclef (5), Van de Velde (6), qui ont réussi à immuniser des souris, des lapins, des mulets et des chevaux. L'immunisation a été obtenue soit par inoculations répétées de cultures vivantes atténuées au moyen de

(1) Bonome. Sulle prosterne degli streptococchi e sulla sieroterapia antistreptococcica sperimentale (*Riforma medica*, t. I, p. 75, 1899).

(2) Mironoff, *Arch. de méd. exp.*, 1893, p. 441.

(3) Charrin et Roger, Sérumthérapie dans quelques affections streptococciques (*Soc. de biol.*, 1895, p. 224).

(4) Marmorek, Le streptocoque et le sérum antistreptococcique (*Ann. de l'Inst. Pasteur*, 1895, p. 593).

(5) Denys et Leclef, Contribution à l'étude du sérum antistreptococcique *Bull. de l'Acad. roy. de Belgique*, 1895).

(6) Van de Velde, Contribution à l'immunisation des lapins contre le staphylocoque et le streptocoque pyogène (*Ann. de l'Inst. Pasteur*, 1896, p. 593).

la chaleur ou au moyen de l'addition de trichlorure d'iode, soit par inoculation de cultures stérilisées et chauffées, soit par inoculation de cultures virulentes. C'est ce dernier procédé qui a été spécialement employé par Marmorek.

Marmorek inocule au cheval des doses de plus en plus considérables de culture d'un streptocoque rendu très virulent pour le lapin. Son streptocoque provenait, comme nous l'avons vu plus haut, d'une angine pseudo-membraneuse; de nombreux passages successifs par le lapin lui avaient donné une virulence extraordinaire pour cet animal : un cent-milliardième de centimètre cube de culture pouvait tuer le lapin. Pour entretenir cette virulence du streptocoque, Marmorek le cultive dans un milieu composé d'une partie d'ascite et de deux parties de bouillon de bœuf peptoné. Il en injecte des doses croissantes sous la peau des chevaux, de façon que chaque inoculation soit suivie d'une réaction énergique. Il mesure le pouvoir préventif de son sérum par la quantité nécessaire pour rendre insensible à l'action d'une dose dix fois mortelle un lapin de 1 600 à 1 800 grammes.

Le sérum employé par Charrin et Roger provenait d'un mulet immunisé au moyen de cultures stérilisées par la chaleur.

J. Courmont (1) imprègne d'abord l'organisme du cheval avec les produits solubles du streptocoque et ne lui inocule que plus tard des cultures virulentes.

Des sérums antistreptococciques ont été également préparés à l'étranger. L'expérimentation portant sur l'animal a prouvé que tous ont une action préventive et curative certaines, mais l'application à l'homme a donné des résultats très divergents; il faut en tout cas se rappeler que quelques cas de guérison ont été obtenus alors que tout espoir de guérison semblait être perdu. Leur action s'exerce surtout en général sur les infections produites par l'échantillon qui a servi à le préparer. A une femme atteinte de streptococcie prolongée, nous avons cependant, avec Lemierre, injecté sans succès le sérum de lapins que nous avions eu le temps de préparer avec le propre streptocoque retiré du sang de cette patiente. Divers auteurs, tels que Backenham, Van de Velde (2), Courmont, ont eu recours à des sérums fabriqués avec plusieurs souches de streptocoques, et divers auteurs ont appliqué parfois avec succès les sérums polyvalents.

Inoculations à l'homme. — Fehleisen, injectant sous le derme des cancéreux dans un but thérapeutique des cultures de streptocoques isolés de plaques érysipélateuses, provoqua des érysipèles typiques. L'érysipélocoque possède donc, au point de vue de sa spécificité, le critérium qui manque encore à tant de microbes réputés pathogènes.

STREPTOCOQUES TROUVÉS CHEZ L'HOMME SAIN OU MALADE. —

(1) J. Courmont, Précis de bactériologie. Paris, 1897. O. Doin, édit.
(2) Van de Velde, De la nécessité d'un sérum antistreptococcique polyvalent pour combattre le streptocoque chez le lapin (*Arch. de méd. expér.*, 1897, p. 83).

L'érysipélocoque vient de nous servir comme type de notre description microbiologique ; mais, en dehors de l'érysipèle, le bactériologiste est exposé à rencontrer constamment des microbes en chaînettes. Au cours de la plupart des maladies infectieuses, on peut trouver diverses espèces de streptocoques dans les tissus ou les humeurs. Chez l'individu sain, le streptocoque se rencontre parfois à la surface de la peau, dans le duodénum, dans le vagin ; il existe fréquemment dans les cavités nasales, constamment dans la bouche. Chez vingt personnes bien portantes, nous avons toujours trouvé le streptocoque en quantité très abondante dans la cavité buccale. Dans la nature, enfin, le streptocoque peut se trouver dans l'air, où Kurth l'a vu rester vivant pendant six semaines et davantage ; il se trouve encore à l'état sec dans la terre, d'où l'ont isolé Nicolaïer et Guarnieri.

Tous ces microbes, à première vue, ont entre eux plus qu'une similitude morphologique grossière ; ils ont des analogies biologiques, mais ils ont aussi des différences. Beaucoup d'entre eux ne représentent-ils que des variétés d'une même espèce ? La plupart de ceux trouvés chez l'homme sain ou malade ne peuvent-ils se transformer l'un dans l'autre ? Cette double question divise les bactériologistes en deux camps. Les uns (ils sont les plus nombreux) croient à l'identité de la plupart des streptocoques humains, et considèrent leurs caractères distinctifs comme transitoires et faiblement fixés ; les autres tendent à séparer les différentes espèces de streptocoques, et, ne croyant pas leur transformation cliniquement possible, tendent à établir entre eux des divisions.

C'est là actuellement le point intéressant de la bactériologie du streptocoque. De son éclaircissement dépendent l'étiologie et la prophylaxie de nombre d'affections.

Passons rapidement en revue les divers essais de classification proposés en ces dernières années, surtout à l'étranger.

Dans une période de début, on avait différencié *a priori* tous les streptocoques trouvés dans les lésions anatomiquement différentes. A côté du streptocoque de Fehleisen et du streptocoque du pus d'Ogston, de Rosenbach et de Passet, on décrivait le *Streptococcus pyogenes malignus* (Flügge), le *Streptococcus septicus* (Nicolaïer et Guarnieri), le *Streptococcus perniciosus* (Eberth et Wolff), etc. Cette classification toute primitive, dernier reflet des théories organiciennes, ne pouvait être qu'une classification d'attente.

Bourges et Doléris (1) ont isolé d'un abcès pelvien un streptocoque se décolorant par la méthode de Gram. C'est là un fait trop exceptionnel pour qu'on puisse espérer en tirer un élément de différenciation utile en pratique. De tous les nombreux streptocoques que nous avons examinés, un seul, celui de la mammite contagieuse, étudié

____

(1) Bourges et Doléris, *Soc. de biol.*, 30 décembre 1893.

par Nocard, se décolorait plus ou moins par l'application du Gram.

Une division d'après l'aspect morphologique a été essayée par Von Lingelsheim (1). Cet auteur a classé les streptocoques en *Streptococcus brevis* ou à courtes chaînettes (fig. 3) et en *Streptococcus longus* ou en chaînettes allongées et à grains très nombreux (fig. 4). Kurth (2) a ajouté à cette nomenclature un *Streptococcus conglomeratus*, iso-

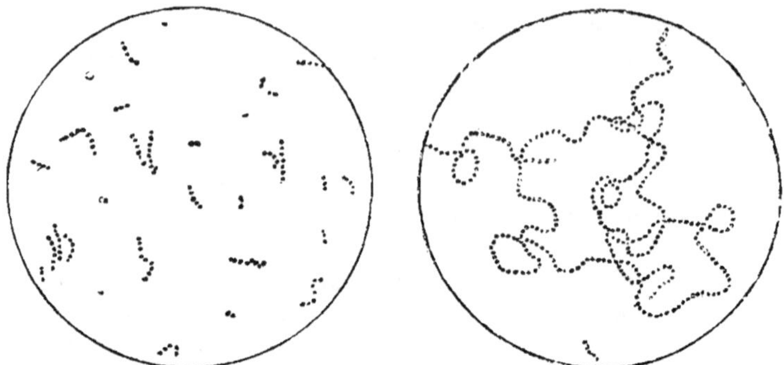

Fig. 3. — Formes courtes.   Fig. 4. — Formes très longues.

lable surtout dans la scarlatine et dont les grains réunis en amas ne formeraient de rares et courtes chaînettes qu'à la périphérie de l'agglomération (fig. 5).

Ajoutons que les chaînettes paraissent parfois formées de grains

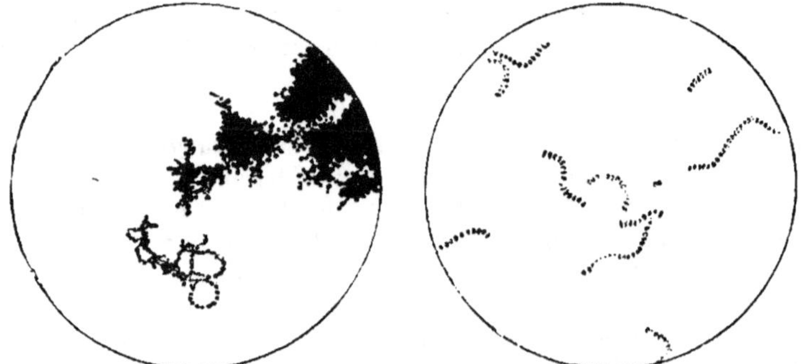

Fig. 5. — Conglomeratus de Kurth.   Fig. 6. — Formes à grains aplatis.

aplatis transversalement (fig. 6) ou sont parfois constituées par de petits coccus (fig. 7).

Diverses classifications ont été tentées d'après l'aspect des cultures en différents milieux.

(1) Von Lingelsheim, *loc. cit.*
(2) Kurth. *Arbeiten aus dem kaiserlichen Gesundheitsamte*, p. 389, 1891.

L'apparence des colonies sur gélatine aurait servi à Maunaberg à décrire un streptocoque spécial dans l'urine d'un brightique. Babès, dans les poumons d'un enfant mort de gangrène pulmonaire, a trouvé un streptocoque très virulent et liquéfiant lentement la gélatine en la colorant en brun. Ce sont là des faits d'exception, qui sont d'ailleurs restés isolés dans la science.

Veillon (1) insiste sur l'aspect différent des colonies sur gélose.

Divers bactériologistes ont cru trouver dans l'aspect des cultures en bouillon un élément de différenciation. On a distingué des variétés de *Streptococcus longus* suivant qu'ils troublent ou ne troublent pas le bouillon. On a séparé enfin ceux qui formaient un dépôt muqueux de ceux qui formaient des grumeaux ou de gros amas tendant à adhérer aux parois du tube.

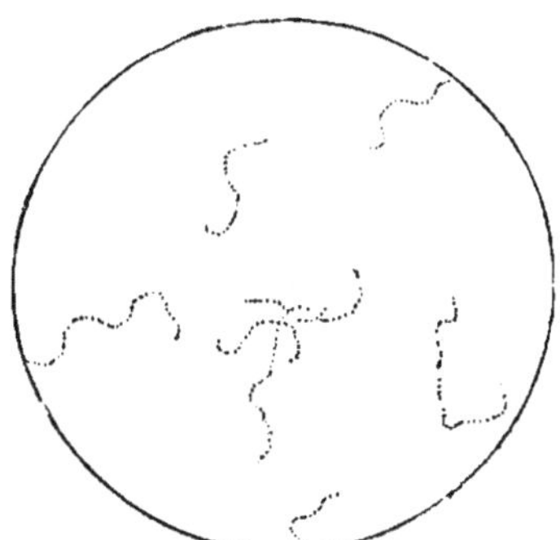

Fig. 7. — Formes à petits coccus.

Un caractère semblable a servi à Kurth pour spécifier le streptocoque isolé par lui dans la scarlatine. Ce microbe formerait dans le bouillon de petites masses blanchâtres souvent pelliculaires et impossibles à dissocier même après secousses prolongées.

Marot (2) a divisé les streptocoques en deux classes, suivant qu'ils donnent ou ne donnent pas de cultures apparentes sur pomme de terre. La faculté de produire de petites colonies blanchâtres à la surface de ce milieu serait l'apanage des streptocoques de la salive normale et des angines simples.

On a tenté encore une classification en streptocoques coagulant le lait, l'épaississant seulement à l'étuve ou ne le coagulant pas. Klein, d'Espine et Marignac (3) disent par exemple que le streptocoque retiré du sang des scarlatineux coagule le lait.

Une division qui jouit d'une certaine faveur en Allemagne est celle établie par Von Lingelsheim (4) d'après les qualités pathogènes des streptocoques chez le lapin ou la souris. Elle tient dans le tableau suivant :

(1) Veillon, Étiologie et pathogénie des angines aiguës non diphtéritiques. Th. de Paris, 1894.

(2) Marot, Un streptocoque à culture apparente sur pomme de terre (*Arch. de méd. exp.*, p. 548, 1893).

(3) D'Espine et Marignac. Sur une espèce particulière de streptocoque retiré du sang d'un scarlatineux (*Arch. de méd. exp.*, p. 458, 1892).

(4) Von Lingelsheim, *loc. cit.*

STREPTOCOQUES

Non pathogènes. Streptococcus brevis.	Pathogènes. Streptococcus longus.	
	Pathogènes pour la souris et le lapin :	*Pathogènes pour le lapin :*
	a) Streptococcus murisepticus.	Streptococcus de l'érysipèle.
	b) Streptococcus pyogenes.	

Il est vrai que certains streptocoques très pathogènes pour le lapin ne le sont pas pour la souris, mais nous avons déjà vu (p. 17) que cette virulence, différente pour les deux espèces animales, n'est pas constante et ne peut par conséquent suffire à élever une barrière infranchissable entre divers streptocoques.

Pasquale (1), après avoir étudié et critiqué ces diverses classifications, aboutit à un groupement très complexe comprenant même le pneumocoque et tenant compte d'éléments différentiels si multiples que l'auteur apporte plus d'obscurité que de clarté dans la division. Un fait, cependant, bien mis en évidence par lui, est la nécessité d'une température relativement élevée pour le développement des streptocoques trouvés dans la bouche. Nous avons souvent fait pareille constatation.

Remarquons en passant que Pasquale n'est pas seul à introduire le pneumocoque dans une classification des streptocoques. Ortner (2) a décrit dans le poumon des tuberculeux, sous le nom de *Micrococcus pneumoniæ*, un organisme pouvant offrir tous les intermédiaires entre le streptocoque typique et le pneumocoque typique. Mais ne compliquons pas la question et écartons de cette étude le microbe encapsulé.

Behring (3), qui avait été l'initiateur du travail de von Lingelsheim, semble être quelque peu revenu sur son opinion première. Il a reconnu entre divers streptocoques un lien commun et a montré avec Knorr (4) qu'un animal immunisé contre une espèce de streptocoques l'était également contre les espèces paraissant différentes.

Les streptocoques isolés dans la *scarlatine*, dans la *diphtérie* et dans les *infections intestinales* ont été en ces dernières années l'objet de nombreuses recherches.

Depuis les mémoires de Sevestre, Chantemesse, Bourges et

(1) Pasquale. Vergleichende Untersuchungen über Streptokokken (*Beiträge zur path. Anat. und zur Allgem. Pathol. von Ziegler*, Bd. XII, p. 433).

(2) Ortner. Die Lungentuberculose als Mischinfection. Vienne et Leipzig, 1893.

(3) Behring, Untersuchungsergebnisse betreffend den Streptococ. longus (*Centralbl. für Bakter.*, t. XII, p. 192, 1892).

(4) Knorr, Experiment. Untersuch. über den Streptococ. longus (*Zeitschr. für Hygiene*, t. XIII, p. 427).

Wurtz (1), la nature streptococcique des angines pseudo-membraneuses de la scarlatine ne fait plus de doute pour personne.

Dans toutes les complications de la scarlatine, qu'il s'agisse de broncho-pneumonies, d'otites, de néphrites, de pleurésies, c'est le streptocoque que l'on retrouve presque toujours. C'est sans aucun doute par les vaisseaux lymphatiques ou sanguins des amygdales que les streptocoques de la bouche pénètrent dans l'organisme, exaltés dans leur virulence.

On a prétendu que l'infection scarlatineuse, et non plus ses complications, était occasionnée par l'invasion d'un streptocoque.

Klein avait déjà identifié la scarlatine humaine à la maladie des vaches de Heudon et avait prétendu isoler dans le pus du pis des vaches malades et dans le sang des scarlatineux un microbe particulier qui serait l'agent pathogène de la scarlatine. Crookshank montra qu'il s'agissait simplement du streptocoque pyogène.

Bergé a soutenu également dans sa thèse l'origine streptococcique de la scarlatine. Cette opinion a été reprise par Pearce, par Baginski et Sommerfeld ; Moser (2) a même préparé à Vienne, à l'aide de streptocoques, un sérum dit *antiscarlatineux*. Aucun des arguments invoqués n'a pu jusqu'ici entraîner la conviction. Dans aucun des échantillons de sérum provenant de malades atteints de scarlatine et en voie de guérison, Besredka et Dopter (3) n'ont pu constater la présence de fixateurs vis-à-vis des streptocoques isolés de sujets atteints de scarlatine. Ces auteurs concluent que pour eux le streptocoque n'intervient dans la scarlatine qu'à titre d'agent d'association secondaire.

La présence de streptocoques et leur rôle au cours de certaines *diphtéries* ont fait l'objet de recherches importantes.

Barbier avait déjà remarqué dès 1891 que la diphtérie suit une marche différente suivant que l'infection streptococcique la suit ou la précède.

Martin a montré en 1892 que l'association de streptocoques en abondance au bacille diphtérique comportait un pronostic très grave.

Presque tous les auteurs, tels qu'Eberth, Löffler, Prudden, d'Espine, Martin, Méry, ont identifié au streptocoque pyogène les microbes en chaînette qu'ils ont trouvés dans la diphtérie.

Barbier a décrit dans la diphtérie trois cocci et Le Gros (4), dans

(1) Bourges et Wurtz, Recherches bactériologiques sur l'angine pseudo-diphtérique de la scarlatine (*Arch. de méd. expér.*, 1890, p. 354).

(2) Moser, *Wiener klin. Woch.*, nº 41, 9 oct. 1902, p. 1053-1055.

(3) Besredka et Dopter, Contribution à l'étude du rôle des streptocoques au cours de la scarlatine (*Ann. de l'Inst. Pasteur*, 1904, p. 373).

(4) Le Gros, Monographie des streptocoques et des agents des septicémies métadiphtériques, particulièrement des diplocoques. Thèse de Paris, 1902.

sa remarquable thèse, a donné la description de deux variétés de diplocoques qu'il range parmi les streptocoques, à cause de leur variété parfois en chaînettes. Le Gros désigne les deux variétés de diplocoques isolées par lui du nom de *Diplococcus hemophilis perlucidus* et de *Diplococcus hemophilis albus*. C'est à eux que seraient dues les myocardites infectieuses étudiées anatomiquement au cours de la diphtérie par Deguy et B. Weill.

C'est à ces diplocoques également, d'après Le Gros, que serait due la mort dans la strepto-diphtérie de Sevestre, Barbier et Méry; ils seraient en cause également dans les formes malignes de la diphtérie décrites par Marfan (1), qu'il s'agisse des formes graves rapides ou des formes graves lentes avec syndrome secondaire de Marfan.

Les streptocoques de l'*intestin* ont été depuis quelques années l'objet de recherches nombreuses.

En 1892, Beck et Netter ont publié chacun un cas de *choléra nostras* à streptocoques. En 1895, de Cérenville d'une part, Tavel et Enguel de l'autre, ont fait une étude détaillée des différentes formes cliniques que peut revêtir l'entérite à streptocoques. Dès 1894, Lesage et Thiercelin (2) admettent que le streptocoque peut être cause dans certains cas de l'infection intestinale aiguë. Booker (3), en 1897, précise le rôle du streptocoque dans l'étiologie de la diarrhée des enfants.

Puis Escherich (4) et ses élèves Libman et Spiegelberg décrivent, de 1897 à 1899, l'entérite à streptocoques du nourrisson, au point de vue clinique, anatomique et bactériologique.

Hutinel (5), en 1899, admet l'origine streptococcique de la plupart des entéro-colites infantiles s'accompagnant d'accidents graves qu'il dénomme *choléra sec*. Son élève Nobécourt (6) insiste sur l'importance des streptocoques et de l'association strepto-bacillaire dans la pathogénie des infections gastro-intestinales de l'enfance.

(1) MARFAN, Les angines diphtériques malignes (*Soc. méd. des hôp.*, 16 juillet 1902).

2) THIERCELIN, De l'infection gastro-intestinale chez le nourrisson (pathogénie et traitement). Thèse de Paris, 1894.

(3) W. BOOKER, A bacteriological and anatomical study of the summer diarrheas of infants (*John Hopkins Hospital Reports*, 1897, VI, p. 159).

(4 ESCHERICH, Ueber spezifische Krankheitserreger der Säuglings-diarrhœn (Streptokokkenenteritis) (*Wiener klin. Wochenschr.*, 1897, nᵒ 42). — Ueber Streptokokkenenteritis im Säuglingsalter (*Jahrbuch für Kinderheilk.*, 1899, XLIV, p. 137-193).

5) HUTINEL, Entéro-colites aiguës avec accidents graves chez les enfants (choléra sec (*Semaine médicale*, 25 janvier 1899).

(6 P. NOBÉCOURT, Association strepto-colibacillaire chez le cobaye (*C. R. de la Soc. de biol.*, 26 janvier 1899). — Recherches sur la pathogénie des infections gastro-intestinales des jeunes enfants. Thèse de Paris, 1899. — Étude sur les streptocoques de l'intestin des jeunes enfants à l'état normal et à l'état pathologique (*Journ. de physiol. et de path. gén.*, novembre 1899).

A la même époque, Thiercelin (1) décrit un diplocoque intestinal ou entérocoque et étudie son rôle dans la pathogénie de certaines infections digestives. Béclère et Lesage (2), Galliard et R. Monod (3) publient des cas de diarrhée cholériforme dus à ce même germe. Nobécourt et Prosper Merklen en ont décrit une épidémie avec érythème. Au cours de la fièvre typhoïde, j'ai vu, avec Lesné, des streptocoques intestinaux développer des infections secondaires caractérisées par des érythèmes infectieux et des vomissements ; ces streptocoques se trouvaient presque à l'état de pureté dans des selles vertes, grumeleuses, et qui semblaient mélangées d'herbes hachées.

Le streptocoque est un saprophyte vulgaire de l'intestin ; il y apparaît déjà dans les heures qui suivent la naissance.

Les types de streptocoques intestinaux pathogènes les mieux étudiés sont le *Streptococcus enteritis* d'Escherich et l'entérocoque de Thiercelin. L'opinion de Thiercelin est que ces deux microbes sont très vraisemblablement analogues. C'est là une idée qui tend à se généraliser de plus en plus.

L'entérocoque est un microbe polymorphe. Dans les matières fécales et dans les cultures, les éléments sont de taille très variable, arrondis ou allongés en grains de blé, isolés ou groupés en diplocoques, en streptocoques, en tétraèdres, en amas staphylococciques, pourvus quelquefois d'une auréole. Ils troublent le bouillon, qui s'éclaircit ensuite, donnent sur gélose des colonies punctiformes, d'abord transparentes, puis rapidement opaques, et poussent sur gélatine à la température ordinaire. Ils tuent en vingt-quatre heures la souris, à la dose de 1 centimètre cube de culture en bouillon.

Pour juger la valeur de toutes ces classifications, nous avons pris à tâche, F. Bezançon et moi, de réunir un grand nombre de streptocoques de provenances variées et d'étudier un à un, sur chacun d'eux, les caractères différentiels proposés. Nos recherches ont porté sur 122 échantillons de streptocoques, provenant de 89 sources différentes, dont voici l'énumération : 20 bouches normales, 49 bouches pathologiques (érysipèle, scarlatine, rougeole, variole, angines pultacées, phlegmoneuses, pseudo-membraneuses, diphtériques, fièvre typhoïde, grippe, pneumonie, etc.) (4), un duodénum normal, 10 infections puerpérales, une lymphangite, 5 érysipèles, un abcès typhique, un purpura, une mammite contagieuse.

<hr>

(1) THIERCELIN, Sur un diplocoque saprophyte de l'intestin susceptible de devenir pathogène (*C. R. de la Soc. de biol.*, 15 avril 1899). — Du diplocoque intestinal ou entérocoque. Son rôle dans la pathogénie de certaines infections digestives (*Bull. de la Soc. de pédiatrie de Paris*, 14 nov. 1899, p. 208-223).

(2) BÉCLÈRE et LESAGE, Note sur deux cas de diarrhée cholériforme à entérocoque (*Soc. méd. des hôp.*, 21 juillet 1899).

(3) GALLIARD et R. MONOD, Choléra nostras avec entérocoque de Thiercelin (*Soc. méd. des hôp.*, 6 avril 1900).

(4) F. WIDAL et F. BEZANÇON, *Soc. méd. des hôp.*, 27 juillet 1894.

De notre enquête, il résulte que quelques-uns de ces prétendus caractères distinctifs n'apparaissent qu'au hasard d'une série plus ou moins heureuse. C'est ainsi que nous avons constamment cherché sans les trouver les colonies blanchâtres sur pomme de terre, considérées par quelques auteurs comme un bon moyen de différenciation. La plupart des autres caractères différentiels n'ont qu'une apparence de réalité. Un seul et même streptocoque produit ou ne produit pas la coagulation, sans que l'on puisse saisir la raison de ces variations. On peut voir d'autre part l'aspect des cultures en bouillon ou les dimensions plus ou moins grandes de la chaînette se modifier tout d'un coup, après avoir persisté, suivant le même type, en plusieurs cultures successives. Souvent on ne trouve aucune explication à ce changement. Parfois un passage transitoire dans un milieu de culture différent ou à travers le corps d'un animal, l'usage d'un bouillon nouvellement fabriqué, une différence dans la température de l'étuve sont autant de causes à invoquer, etc. La plupart des caractères proposés sont donc, en raison de leur instabilité, des guides infidèles et trompeurs et la systématique n'est pas en mesure de nous fournir actuellement une base de classification.

Il nous a paru intéressant dès lors de rechercher le degré de virulence présenté par chacun de ces streptocoques au moment même de leur prise. Peut-être y avait-il là un élément de différenciation entre les streptocoques de la salive normale et ceux trouvés dans les diverses angines, par exemple, ou dans divers organes malades. Si les résultats obtenus à ce sujet par différents expérimentateurs paraissent souvent contradictoires, c'est qu'en les mettant en parallèle on compare des faits qui ne sont pas comparables. Les uns n'envisagent que la virulence vis-à-vis de la souris, les autres vis-à-vis du lapin inoculé soit sous la peau, soit dans les veines; d'autres enfin inoculent brutalement la salive, ce qui ne saurait renseigner sur la virulence réelle du streptocoque, car les autres microbes contenus dans cette salive suffiraient par leur présence à réveiller la virulence d'un streptocoque inactif. Pour essayer de mesurer la virulence des streptocoques si divers, isolés par nous, il fallait avant tout nous entendre sur un terme de comparaison expérimental. Or, nous savons que le streptocoque retiré fraîchement d'une plaque érysipélateuse humaine est fixé dans une virulence tout à fait spéciale. Inoculé sous la peau de l'oreille d'un lapin, il peut occasionner la mort rapide par septicémie, mais, le plus souvent, il détermine un érysipèle dont l'évolution clinique et histologique est celle de l'érysipèle humain. C'est précisément cette lésion qui nous a servi de terme de comparaison au point de vue expérimental. Une culture en bouillon de chaque streptocoque, vieille de deux à trois jours, était inoculée, à la dose de 1 centimètre cube et demi, sous la peau de l'oreille d'un lapin.

Nos animaux en expérience peuvent être divisés en deux grands groupes, suivant qu'ils ont été inoculés avec des streptocoques provenant des organes ou des humeurs d'individus atteints d'infections diverses ou avec des streptocoques provenant de bouche normale ou pathologique. Dans le premier groupe, l'érysipèle, au point d'inoculation, est la règle ; dans le second, il est la grande exception. Consultons notre statistique :

1° Tous les streptocoques provenant d'une plaque érysipélateuse donnaient l'érysipèle au lapin ; 5 fois sur 10 les streptocoques d'origine puerpérale donnaient également l'érysipèle ; les streptocoques retirés de six cadavres de varioleux occasionnaient trois fois la mort rapide par septicémie, trois fois un érysipèle grave. Les streptocoques retirés de trois suppurations localisées et une autre fois d'hémorroïdes enflammées déterminèrent chaque fois l'érysipèle, etc.

2° Les streptocoques de la bouche normale n'ont jamais donné ni érysipèle ni septicémie. Les autres streptocoques retirés de la bouche de personnes atteintes d'affections les plus diverses ne donnèrent l'érysipèle au lapin que dans un seul cas où il s'agissait d'une angine pseudo-membraneuse non diphtérique. Les streptocoques retirés de la bouche de dix érysipélateux fournirent, par contre, trois fois sur dix, un érysipèle expérimental ou la septicémie. Cette virulence précède-t-elle ou suit-elle l'évolution de la plaque? C'est là un point dont la solution nécessiterait de nouvelles recherches. Bornons-nous donc pour le moment à enregistrer le fait.

Tous ces streptocoques saprophytes, que nous portons sans cesse en nous, sont-ils susceptibles d'acquérir des qualités pathogènes ? En les associant à des colibacilles tirés de la bouche normale et primitivement dénués de virulence, nous avons pu obtenir, F. Bezançon et moi, des races capables de produire l'érysipèle, la suppuration, la septicémie, l'endocardite végétante.

Les streptocoques paraissant le plus constamment inoffensifs, ceux de la bouche normale, par exemple, peuvent donc acquérir la virulence de ceux trouvés dans l'érysipèle ou les septicémies. Chez l'homme comme chez l'animal, ces microbes semblent n'acquérir de virulence que par passage à travers l'organisme, en s'associant à d'autres germes infectants. Il en est des streptocoques comme des bacilles virgules, des bacilles typhiques, etc.; les types divers que l'on en rencontre dans la nature semblent les représentants de races différentes provenant d'une même espèce originelle. Si la systématique ne met pas toujours nettement en évidence les liens qui les rattachent, l'expérimentation nous montre qu'on peut les ramener facilement aux mêmes effets pathogènes. C'était là, pour le médecin, le point le plus intéressant à élucider.

La théorie uniciste, que j'avais soutenue dans ma thèse (1) et dans

(1) F. WIDAL, Étude sur l'infection puerpérale, la phlegmatia alba dolens et l'érysipèle. Thèse de Paris; 1889.

les différents mémoires que j'ai publiés avec Bezançon en m'appuyant sur des arguments tirés de la clinique et de l'expérimentation, a été ensuite résolument défendue par Marmorek, qui s'est appuyé sur des arguments nouveaux, d'ordre biochimique. Il a invoqué les propriétés hémolytiques propres au streptocoque, et d'autre part l'incapacité du streptocoque de pousser dans un filtrat streptococcique (1).

Besredka (2) dit avoir rencontré des échantillons qui non seulement ne dissolvaient pas les hématies *in vivo*, ce qui est du reste fort rare, mais ne déterminaient pas de diffusion d'hémoglobine *in vitro*. Si l'on veut tirer un parti de cette propriété des streptocoques, il pense qu'il vaudrait mieux s'adresser non à des cultures entières, mais à des cultures filtrées, c'est-à-dire au produit qu'il a décrit sous le nom de *streptocolysine*; ce produit seul porte en lui un cachet de spécificité. Cette streptocolysine filtrée présente des caractères qui ne permettent de la confondre avec aucune autre hémolysine ; de plus, la plupart des microbes cessent d'être hémolytiques aussitôt qu'ils sont filtrés.

D'après Marmorek (3), si l'on ensemence le streptocoque dans une culture en bouillon filtrée de ce même échantillon ou d'un échantillon étranger, le bouillon ne se trouble pas, alors que tout autre microbe, tel que le staphylocoque ou le pneumocoque, ensemencé dans le même bouillon filtré, donne une culture abondante. C'est là un procédé analogue à celui que nous avions proposé avec Chantemesse pour homologuer les bacilles typhiques. Nous avons montré que si l'on sème du bacille typhique en strie à la surface d'un tube de gélatine et si, au bout de quelques jours, on enlève avec un couteau de platine la culture qui s'est développée, un nouvel ensemencement de bacille typhique sur la surface ainsi détergée ne donne lieu à aucun développement.

La grande majorité des chaînettes essayées par Marmorek ont répondu au desideratum biochimique indiqué par lui ; elles appartiennent donc à une seule et même famille. Les streptocoques rencontrés dans la scarlatine s'écartent un peu de cette règle et ceux de la gourme se distinguent nettement de tous les autres : dans un filtrat streptococcique, il cultive presque aussi bien qu'un microbe étranger.

Van de Velde, le premier, s'est demandé si le sérum d'un animal immunisé ne permettrait pas de différencier les divers streptocoques

---

(1) Marmorek, La toxine streptococcique. L'unité des streptocoques pathogènes pour l'homme (*Ann. de l'Inst. Pasteur*, 1902, p. 169).

(2) Besredka, Les hémolysines bactériennes *Bull. de l'Inst. Pasteur*, 1903, p. 537 et 569. — Existe-t-il un ou plusieurs streptocoques ? (*Bull. de l'Inst. Pasteur*, 1904, p. 657 et 689).

(3) Marmorek, De la manière dont se comporte le streptocoque dans le liquide de culture où il a déjà poussé (*Soc. de biol.*, 1898, p. 1096).

par l'agglutination. Tous les travaux qui se sont multipliés depuis quelques années ont démontré que l'agglutination était impuissante à trancher la question. L'agglutinabilité des streptocoques par des sérums préparés est extrêmement changeante, très labile et ne se prête à aucune précision. Ainsi, on a constaté que quelquefois un sérum agglutinait mieux un streptocoque étranger que celui avec lequel avait été préparé l'animal dont il provenait. En un mot, les streptocoques ne présentent pas la régularité d'agglutinabilité des bacilles typhiques ; on retrouve avec eux, au point de vue de la réaction agglutinante, toute l'imprécision que nous avons signalée jadis pour les colibacilles.

Plus récemment, Aronson et Neufeld ont soutenu également l'unité de tous les streptocoques en se basant sur ce fait qu'ayant, chacun de leur côté, préparé un sérum avec un seul streptocoque, ils ont pu, avec lui, protéger les animaux contre tous les streptocoques, quelle que soit leur origine. A ce point de vue, avec des procédés d'immunisation différents, ils arrivent donc à des conclusions identiques.

Le sérum d'Aronson, par exemple, agit sur les streptocoques quelle que soit leur origine, mais alors seulement qu'il les a rendus virulents par passages successifs à travers la souris.

Pour Besredka, si le sérum monovalent d'Aronson se montre actif vis-à-vis de tous les streptocoques essayés, ce n'est pas parce qu'ils appartiennent, dès leur origine, à la même famille, mais parce qu'ils sont uniformisés artificiellement par des passages successifs de souris à souris. Ces streptocoques, d'après Besredka, perdraient leur individualité en se trouvant transformés par la souris en streptocoques particuliers qu'il appelle *streptocoques de passage*. Or, à notre avis, le point à retenir c'est précisément que des streptocoques de source différente, et paraissant essentiellement distincts à leur origine, peuvent être uniformisés, au point d'être influencés de la même façon par un même sérum spécifique, lorsque, ayant acquis de la virulence pour une espèce animale, ils sont inoculés à un représentant de cette espèce. C'est la possibilité de cette uniformisation dans la virulence des streptocoques de provenance diverse qu'il était important d'enregistrer au point de vue de la pathologie.

ÉRYSIPÈLE DE LA FACE

HISTORIQUE. — L'histoire de l'érysipèle, comme celle de la plupart des maladies infectieuses, se divise en trois périodes : période d'observation clinique ; période d'étude anatomo-pathologique ; période de recherches bactériologiques.

1° La *période d'observation clinique* commence avec Hippocrate, qui parle déjà longuement des affections érysipélateuses, en distingue les variétés médicale et chirurgicale, en indique les rapports avec l'infection puerpérale, montre le danger de l'érisypèle interne et va même jusqu'à fournir une théorie humorale de la maladie. Pour lui, l'érysipèle serait dû à un mélange de bile et de sang. La doctrine hippocratique florissait encore au siècle dernier, où l'on vit Hoffmann incriminer à nouveau l'origine bilieuse.

A travers les âges, la symptomatologie de l'érysipèle s'est complétée peu à peu à mesure que l'observation médicale se perfectionnait. Gubler, il y a trente ans, restaurait l'érysipèle interne et en proposait une classification que l'anatomie pathologique et la bactériologie devaient bientôt sanctionner. Actuellement l'étude clinique de l'érysipèle n'est pas encore terminée ; elle s'enrichit chaque jour d'observations nouvelles, que nous aurons à citer au cours de notre description.

2° La *période anatomo-pathologique* commence seulement, au début de ce siècle, à entrer dans une voie véritablement scientifique. L'école organicienne resta cependant longtemps encore impuissante à fixer l'anatomie de l'érysipèle. Dominés par des idées théoriques, les chercheurs de cette époque voulurent être trop localisateurs. Les uns ne virent dans l'érysipèle qu'une inflammation des capillaires veineux, les autres qu'une inflammation des capillaires lymphatiques ; aussi a-t-on décrit à cette époque un érysipèle veineux et un érysipèle lymphatique. Le véritable précurseur des données histologiques et bactériologiques fut Piorry, qui, en appelant l'érysipèle une *septicodermite*, en donna une dénomination excellente qui définissait d'un mot sa pathogénie et sa topographie, telles qu'elles nous ont été dévoilées par les découvertes récentes.

Il y a trente ans à peine, le microscope a commencé à déceler les altérations histologiques réelles de la plaque érysipélateuse.

Vulpian montre, en 1848, qu'en outre de la congestion et de l'exsudation consécutive, il fallait compter avec l'infiltration du derme par de nombreux globules blancs disséminés le long des vaisseaux. La cutite, lésion fondamentale de l'érysipèle, était trouvée.

Renaut, en 1874, fixe d'une façon magistrale l'histogenèse de cette cutite. Il montre que les cellules embryonnaires répandues dans le derme ont deux origines : la diapédèse et la multiplication des cellules fixes du tissu conjonctif dont il fait connaître le rôle. Il établit encore que si la lymphangite tronculaire peut exister dans l'érysipèle, elle n'est pas la règle, et il décrit minutieusement les lésions épidermiques qui aboutissent à la formation des phlyctènes.

3° La *période des recherches bactériologiques*, ouverte en 1870 par Nepveu et Hueter, aboutit en 1882 à la découverte du streptocoque faite par Fehleisen, qui fournit la preuve du pouvoir pathogène de ce microbe, en déterminant des érysipèles typiques par son inoculation à des cancéreux. Fehleisen décrit encore les caractères biologiques de ce microbe et en établit la topographie dans les mailles conjonctives et dans les capillaires lymphatiques du derme.

Cette découverte, bientôt sanctionnée par l'autorité de Koch et de Cornil, ouvre une ère nouvelle dans l'histoire de l'érysipèle. L'histologie et la bactériologie se prêtant un mutuel appui nous donnent bientôt la clef de la pathogénie du processus érysipélateux et la raison de l'ordination histologique de la plaque. En 1887, Metchnikoff éclaire la physiologie pathologique de l'érysipèle à la lueur de sa théorie de la phagocytose. Il nous montre le pourquoi de cette effusion de globules blancs et de cette multiplication de cellules fixes ; il nous enseigne comment ces éléments, chacun à leur façon, ont pour mission d'arrêter, d'englober, de détruire par digestion les microbes envahisseurs.

Jusqu'à cette époque on prêtait au streptocoque de Fehleisen une spécificité qu'il ne possédait pas. On ne le croyait pas capable de produire chez l'homme d'autres affections que l'érysipèle. A partir de 1888, une réaction commença à se faire, et nous avons contribué à établir que le streptocoque de l'érysipèle pouvait déterminer les altérations, disparates en apparence, que nous avons déjà énumérées.

Dans ce court historique, nous n'avons fait que marquer les étapes principales de l'histoire de l'érysipèle. Bien des noms trouveront place au cours de notre description : signalons cependant, en terminant, la thèse d'Achalme (1) qui constitue un des travaux d'ensemble les plus complets écrits sur la matière, et que nous aurons l'occasion de citer fréquemment.

ÉTIOLOGIE. — L'érysipèle est une maladie occasionnée par un streptocoque doué d'une virulence spéciale, se multipliant dans le derme de la peau ou d'une muqueuse.

Son étiologie comporte l'étude : 1° du streptocoque; 2° de ses conditions de propagation ; 3° de ses conditions de pénétration ; 4° du terrain présenté par le malade.

1° *Le streptocoque.* — Nous nous sommes suffisamment étendu sur son étude (p. 6 et suiv.) pour n'avoir pas à y revenir.

2° *Conditions de propagation.* — L'érysipèle se propage par contagion ou éclate spontanément.

La *contagion* peut venir d'un érysipélateux ou d'un individu atteint d'une affection quelconque à streptocoques.

La contagion de l'érysipèle chirurgical est démontrée à l'évidence par des épidémies trop souvent meurtrières.

On comprend comment, en raison de la large porte d'entrée ouverte par un traumatisme et de la moindre résistance présentée par des tissus dilacérés, des blessés soient plus exposés à la contagion de l'érysipèle. Pour être relativement rare, la contagion de l'érysipèle

(1) ACHALME, L'érysipèle, ses formes, ses complications. Thèse de Paris, 1893.

médical n'en est pas moins certaine. Le fait en est de nouveau ressorti clairement de la discussion qui a éclaté, en 1892, à la Société des hôpitaux. Certains érysipèles semblent même parfois se transmettre avec leur gravité et une aptitude à faire du pus, comme nous avons pu l'observer, Chantemesse et moi, dans une petite épidémie qui a frappé cinq personnes (1).

Le plus souvent le germe doit être apporté du sujet malade au sujet sain par contact direct ou par contact médiat (doigts, linges, objets divers). Les recherches d'Achalme ont établi que les squames de l'érysipèle ne contenaient pas de microbes virulents.

Les rapports de l'érysipèle avec l'infection puerpérale et diverses suppurations montrent suffisamment que la contagion peut naître d'une infection quelconque à streptocoques.

L'érysipèle médical éclate le plus souvent *spontanément*, en dehors de toute contagion au moins apparente. Ainsi, j'ai observé, à l'hospice d'Issy, un érysipèle mortel chez une femme qui, depuis plusieurs mois, n'avait pas quitté cet établissement où aucun cas d'érysipèle n'avait été signalé depuis longtemps. La bactériologie nous donne aujourd'hui l'explication de ces faits qui ont exercé pendant si longtemps la sagacité des cliniciens. Pour contracter un érysipèle, nous n'avons pas besoin de recevoir par contact direct un streptocoque tout exalté dans sa virulence; nos streptocoques saprophytes du nez ou de la bouche suffisent à la tâche. Dans la bouche de vingt personnes saines, nous avons dit avoir toujours trouvé, F. Bezançon et moi, des streptocoques sans virulence, mais nous avons montré comment, par association avec un colibacille virulent, on pouvait rendre ces organismes capables de produire l'érysipèle. Dans la nature, nombreuses sont les causes qui peuvent ainsi relever la virulence de nos streptocoques. Nous arrivons à saisir quelques-unes d'entre elles, mais la plupart nous échappent encore.

3º *Conditions de pénétration. — Les portes d'entrée.* — Depuis Trousseau, les pathologistes s'accordent à reconnaître une porte d'entrée à l'érysipèle de la face. Une excoriation, une plaque d'eczéma, une vésicule d'herpès, une ulcération de la pituitaire, peuvent ouvrir les voies à l'infection. L'effraction est souvent difficile à déceler, même à un examen minutieux, telle une solution de continuité microscopique formée au fond d'un pli cutané. Peut-être la pénétration peut-elle se faire à travers les orifices glandulaires? Peut-être à travers les épithéliums intacts des muqueuses de la bouche, des fosses nasales et des conduits lacrymaux, les cellules migratrices peuvent-elles se charger de streptocoques, et les transporter ainsi jusqu'aux mailles du derme, première étape lymphatique, pour y faire éclater l'érysipèle ?

4º *Le terrain.* — Il est des prédispositions individuelles qui mettent en état d'infériorité les cellules chargées de la défense organique contre le microbe envahisseur. Certains individus ne peuvent se trouver en contact avec un érysipélateux sans contracter immédiatement la maladie. Nous verrons, à propos de l'érysipèle à répétition, le rôle joué par une perturbation périodique telle que la menstruation. Toutes les causes de déchéance organique, l'albuminurie, le diabète, les affections cardiaques et hépatiques, la misère physiologique préparent le terrain à l'évolution des streptocoques.

Le froid (1), le surmenage, l'inanition, les émotions sont autant de causes occasionnelles et passagères, agissant, sans doute, par l'intermédiaire du système nerveux.

ANATOMIE PATHOLOGIQUE. — En général, comme l'a écrit Després, les lésions qui sont le propre de l'érysipèle disparaissent sur le cadavre. Dans certains cas, cependant, au point où siégeait la plaque, la peau est violacée, épaissie dans sa totalité, ne glisse plus sur les couches profondes, et Renaut a pu comparer son état à celui de la peau congelée. L'épiderme, devenu rugueux, peut se détacher en larges lambeaux, comme s'il avait été macéré.

Histologie pathologique. — L'érysipèle est avant tout une maladie du derme. C'est une cutite spécifique, localisée tout d'abord au corps papillaire, c'est-à-dire à la partie superficielle du derme, constituée à ce niveau par un feutrage de fibres élastiques très fines et de faisceaux conjonctifs laissant entre eux des espaces lâches et des cellules plasmatiques abondantes. Cette cutite spécifique détermine *secondairement* seulement des lésions de surface du côté de l'épiderme, des lésions de profondeur du côté du tissu cellulaire sous-cutané et des capillaires lymphatiques correspondants.

Nous décrirons donc, par ordre chronologique et par ordre d'importance, les lésions du derme, les lésions de l'épiderme, les lésions du tissu cellulaire sous-cutané et des lymphatiques.

Lésions dermiques. — Elles diffèrent quelque peu suivant qu'on les examine à la période de début, à la période d'état ou à la période de déclin. Sur le même sujet on peut, au même moment, observer ces altérations d'âge différent, si, à l'exemple de Fehleisen, on considère trois zones dans la plaque : une zone périphérique où la maladie se prépare à s'étendre ; un bourrelet où le processus est en pleine activité ; une zone centrale où il est en voie de régression.

La lésion dermique est toujours constituée essentiellement par quatre éléments, comme l'ont montré les recherches successives de Vulpian, Renaut, Fehleisen, Cornil, Metchnikoff : *exsudations séro-fibrineuses, diapédèse leucocytaire abondante, prolifération des cellules fixes du tissu conjonctif, présence de streptocoques.*

---

(1) CATRIN, en s'appuyant sur les tracés empruntés à la statistique de l'armée française, a montré nettement que, dans les mois froids, les érysipèles sont plus fréquents (*Soc. méd. des hôp.*, 18 mai 1890).

Voyons quels sont les rapports de ces divers éléments aux différentes périodes de l'évolution de la plaque.

A la période de début (zone périphérique), une sérosité abondante distend déjà les mailles conjonctives. Cette sérosité, coagulée par l'alcool, prend un aspect finement granuleux, mais non pas celui de la fibrine coagulée; elle contient cependant, contrairement à la sérosité de l'œdème, une notable proportion de matière fibrinogène (Renaut) qui, dans certains cas, nous le verrons, peut se coaguler.

Des leucocytes polynucléaires sont rangés contre les parois des vaisseaux sanguins dont ils viennent de sortir par diapédèse. Ces leucocytes, dans leur ensemble, forment de véritables manchons autour des glandes et des follicules pileux, précisément parce que ces organes sont entourés d'un riche réseau capillaire.

Des cellules volumineuses à contours irréguliers, peu abondantes encore, et dont le noyau ne prend que faiblement les matières colorantes, baignent dans la sérosité. Ces éléments, comme Renaut l'a montré le premier, résultent de la prolifération du tissu conjonctif.

Des chaînettes de streptocoques, composées de six à douze grains environ, prenant très bien la matière colorante, sont disséminées en grande abondance dans le liquide.

A la période d'état (bourrelet), les éléments figurés, surtout les leucocytes, augmentent de nombre au point de remplir presque complètement les espaces conjonctifs. Les streptocoques ne sont plus composés que de deux ou trois grains et émigrent déjà vers les capillaires lymphatiques. Ils forment des amas à l'origine de ces vaisseaux.

A la période de déclin (centre de la plaque), la sérosité s'est presque complètement résorbée, et il ne reste plus guère que des cellules en nombre considérable, qui encombrent les mailles du corps papillaire. Les streptocoques ont déjà presque totalement abandonné les mailles du derme, pour former de petits amas dans les vaisseaux lymphatiques.

Dès le début, les *capillaires sanguins* de la plaque sont congestionnés et gorgés de globules rouges, mais, à aucune période, les streptocoques ne pénètrent dans leur intérieur. Lorsque l'érysipèle se termine par septicémie, le passage des microbes dans le sang ne se fait pas au niveau de la plaque, mais par l'intermédiaire des lymphatiques et du canal thoracique, comme nous le verrons plus loin. Au déclin de la maladie, les vaisseaux sanguins se décongestionnent et laissent autour d'eux de petites granulations jaunâtres, résultant de la précipitation de la matière colorante du sang.

Lésions épidermiques. — Pour la plus facile compréhension des altérations de l'épiderme, rappelons brièvement sa structure, d'après Cornil et Ranvier.

L'épiderme est composé de deux couches principales de cellules : le corps muqueux de Malpighi et la couche cornée.

Les cellules du corps muqueux de Malpighi sont séparées par de petits espaces où circule le plasma nutritif. Elles sont réunies les unes aux autres par des fibrilles venant du sein de leur protoplasma et formant entre elles de véritables filaments d'union. Dans le plasma circulent souvent, entre les cellules du corps muqueux, même à l'état normal, des cellules lymphatiques venant du derme. Les cellules de la première rangée sont cylindriques et adhèrent solidement par des dents au corps papillaire du derme.

La couche cornée est composée de cellules desséchées, sans noyau, et soudées solidement les unes aux autres.

Entre le corps muqueux et la couche cornée, s'étagent deux couches minces très importantes à connaître : le *stratum granulosum* du côté

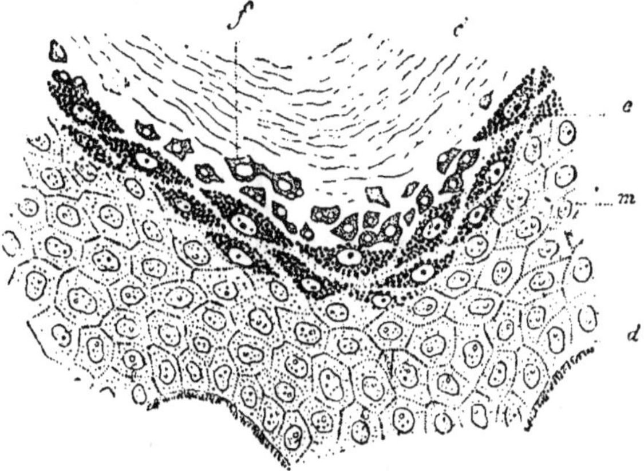

Fig. 8. — Coupe verticale de l'épiderme (d'après Cornil et Ranvier).

c, couche cornée. — f, stratum lucidum à la surface duquel se sont produites des gouttes d'éléidine. — e, couche granuleuse. — m. corps muqueux dont les cellules cylindriques s'implantent sur les papilles par des dents.

du corps muqueux, et le *stratum lucidum* du côté de la couche cornée (fig. 8).

Le *stratum granulosum* est formé de deux rangées de cellules losangiques contenant dans leur intérieur, sous forme de gouttelettes, l'*éléidine* décrite par Ranvier.

Le *stratum lucidum* est composé de cellules aplaties, soudées intimement les unes aux autres, probablement par l'interposition d'un ciment à la formation duquel l'éléidine doit concourir. Ce stratum peut être considéré comme une dépendance de la couche cornée et se comporte comme elle dans tous les processus pathologiques.

En résumé, les cellules de l'épiderme se forment incessamment dans la première rangée du corps muqueux et refoulent vers la surface celles qui les ont précédées.

Ces éléments d'histologie normale étant rappelés, voyons comment se comportent les cellules de l'épiderme, au niveau de la plaque érysipélateuse.

Les lésions de l'épiderme ne sont pas sous l'influence directe du streptocoque ; elles sont la conséquence forcée, mécanique, des altérations du derme et aboutissent à la *desquamation* ou, dans certains cas, à la formation de *phlyctènes*.

Le liquide, qui infiltre à haute pression les mailles du derme, fuse à travers les cellules du corps muqueux, les dissocie et entraîne avec lui d'abondantes cellules migratrices. Les cellules du corps muqueux, irritées par ce double contact, accomplissent trop rapidement leur évolution ; elles subissent la lésion décrite par Ranvier et Suchard sous le nom d'*atrophie nucléaire* et tombent en dégénérescence vésiculeuse. L'évolution épidermique ne s'effectue plus ; les cellules du *stratum granulosum*, troublées dans leur vitalité, ne se chargent plus de l'éléidine qui assurerait leur solidité par kératinisation. Ainsi se forment des surfaces de clivage et les cellules de l'épiderme tombent sans avoir parcouru les phases de leur évolution normale. La *desquamation* est le résultat de la chute de ces plaques épidermiques.

En certains points, la sérosité qui filtre entre les cellules de Malpighi, qu'elle ne peut dissocier en raison de l'intrication de leurs prolongements, arrive jusqu'au *stratum granulosum*, lieu de moindre résistance de l'épiderme, et le déchire. Le flot, sans cesse montant, s'épanche par cette fissure, vient buter contre le *stratum lucidum* qui résiste en raison de sa consistance cornée, décolle sur une plus ou moins grande étendue le *stratum granulosum* du *stratum lucidum*, et se collecte en une masse plus ou moins grande pour former une *phlyctène*. La paroi externe de la phlyctène est donc constituée par le *stratum lucidum* et toute la couche cornée ; sa paroi interne ou, pour mieux dire, son fond est constitué par le *stratum granulosum* et le réseau de Malpighi (fig. 9).

Le liquide de la phlyctène, d'abord transparent, devient bientôt purulent en s'infectant, soit au niveau de la paroi interne de la bulle, lorsque le streptocoque filtre avec la sérosité, soit au niveau de la paroi externe, par pénétration des staphylocoques blanc et doré, parasites vulgaires de la peau normale. Ce dernier mode de contamination est le plus fréquent.

Dans l'érysipèle *scirrhoïde* de Borsieri, c'est par un processus analogue que la peau se hérisse d'une série de petites vésicules, lui donnant l'aspect de la peau d'orange.

Le streptocoque venant des profondeurs de la plaque peut être rejeté au dehors par l'ouverture d'une phlyctène, mais ce n'est là qu'un fait exceptionnel. La desquamation épidermique étant au contraire un fait constant, forcé même, au déclin de l'érysipèle, il était intéressant de savoir, au point de vue étiologique, si les squames pouvaient rejeter au dehors les streptocoques virulents. Nous avons déjà dit, dans un chapitre précédent, que les recherches d'Achalme, à ce sujet, avaient été négatives.

Couche dermique profonde et tissu cellulaire sous-cutané. —

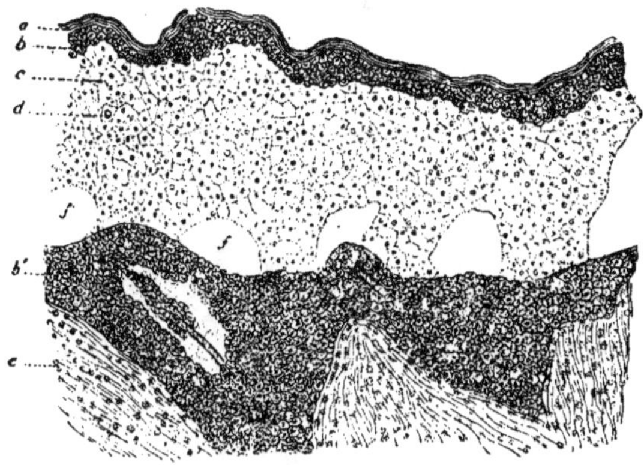

Fig. 9. — Coupe d'une phlyctène dans l'érysipèle (d'après Cornil et Ranvier).

a, couche cornée. — *b*, couche granuleuse soulevée. — *c*, cellules migratrices englobées dans un réticulum fibrineux. — *d*, globules du sang. — *f*, disposition en arcades du réseau fibrineux. — *b'*, corps muqueux. — *e*, papilles infiltrées de cellules migratrices.

Leur altération est toujours secondaire et varie suivant l'épaisseur de leur texture.

Là où la couche dermique inférieure est très épaisse et bien limitée, comme au niveau de la région dorso-lombaire, là où le tissu cellulaire sous-cutané est dense et adhérent aux couches musculaires sous-jacentes, comme à la face, l'infiltration plasmique est très limitée et la lésion est pour ainsi dire nulle. A peine trouve-t-on quelques cellules plates augmentées de volume ou de nombre et une légère infiltration leucocytaire autour des vaisseaux sanguins.

Là où le derme est mince et le tissu cellulaire abondant, comme au niveau de la face antérieure de la cuisse ou de la paroi abdominale antérieure, apparaît un empâtement diffus. Là où le tissu cellulaire est très lâche, comme aux paupières, se développe un œdème énorme qui peut aboutir à la suppuration ou à la gangrène.

Le streptocoque gagne ainsi le tissu cellulaire, soit directement par simple propagation interfasciculaire, soit indirectement par les lymphatiques (fig. 10).

D'après Renaut, la graisse disparaîtrait des cellules adipeuses qui reviendraient à l'état embryonnaire. Achalme n'a jamais trouvé de streptocoques dans leur intérieur.

Vaisseaux et ganglions lymphatiques. — Les vaisseaux lymphatiques correspondant à la plaque sont dilatés, remplis de sérosité, de cellules et de microbes. Dans l'aire de ces vaisseaux, les streptocoques ne sont plus en liberté, mais sont englobés par les leucocytes, qui ne tardent pas à les détruire. L'absence de microbes, constatée par Achalme dans les ganglions lymphatiques les plus proches de la plaque, le prouve suffisamment. Dans les cas simples, les parois des lymphatiques sont distendues par cet apport anormal, mais ne sont pas enflammées. Il est par contre des circonstances, assez rares il est vrai, où, en raison de l'extrême virulence du streptocoque ou de la faible résistance des cellules, l'infection peut au contraire se propager aux vaisseaux lymphatiques. Il en résulte une endo ou une périlym-

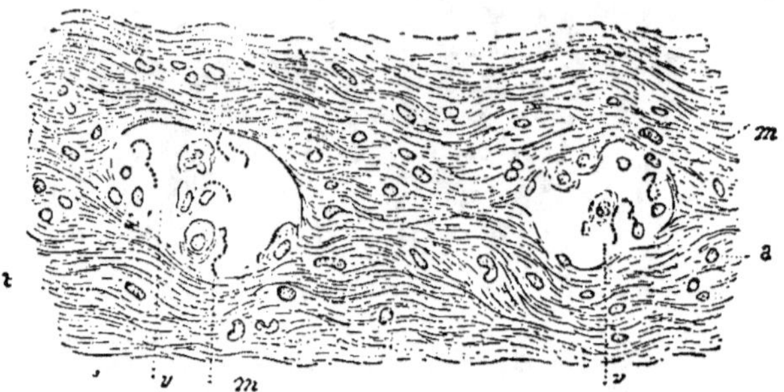

Fig. 10. — Coupe du derme dans l'érysipèle (d'après Cornil et Ranvier).

v. section de deux vaisseaux lymphatiques contenant des globules blancs et des chaînettes. — m, m, micrococci. — t, tissu conjonctif. — o, cellules du tissu conjonctif et cellules migratrices.

phangite, voire même une adénite pouvant se terminer par résolution ou suppuration.

Physiologie pathologique. — L'histologie et la bactériologie nous ont permis de saisir sur le fait les incidents successifs du processus érysipélateux. Ce sont là des points de repère nous montrant, comme on l'a souvent répété, la lésion à l'état statique. La féconde théorie de la phagocytose va nous permettre d'animer le processus et nous montrer l'évolution de la lésion dans l'organisme vivant.

Deux théories ont été émises pour expliquer comment le streptocoque, en se multipliant dans le derme, provoque un afflux considérable de leucocytes.

D'après Metchnikoff, les toxines sécrétées par le microbe agiraient directement sur les leucocytes par chimiotaxie positive, et la dilatation des capillaires serait non pas la cause, mais l'effet de la diapédèse. Pour d'autres auteurs, la vaso-dilatation précéderait la diapédèse et serait l'effet indirect de l'action des toxines sur les centres nerveux. C'est en passant par diapédèse que les leucocytes entraîneraient le plasma sanguin qui vient inonder les mailles du derme. Quelle que soit la théorie admise, les cellules fixes, exaltées dans leur vitalité par ce double contact, entrent en prolifération. Le gonflement, la douleur, la formation de phlyctènes sont le résultat de la tension plasmatique intradermique. Les toxines sécrétées sur place par les microbes, absorbées par la voie veineuse ou lymphatique, intoxiquent l'organisme et produisent les phénomènes généraux.

En cas d'évolution normale, les vaisseaux lymphatiques peuvent rapidement, parfois même en quelques heures, par un véritable drainage, débarrasser les espaces conjonctifs des éléments qui les encombrent. Ces vaisseaux restés perméables se dilatent et entraînent liquides, cellules et streptocoques.

Pour Metchnikoff, la pénétration des cellules par les microbes débuterait déjà dans les couches profondes du derme; pour Achalme, elle ne commencerait guère que dans les vaisseaux lymphatiques. Il importe de retenir que, dans l'aire des lymphatiques, les streptocoques ne sont plus en liberté, mais inclus dans les cellules ; que leur vitalité va en diminuant, à mesure qu'on s'éloigne de la plaque, comme le prouve l'examen microscopique, et qu'en ce cas les microbes se présentent, dans les lymphatiques, sous l'aspect de grains de plus en plus petits, prenant de plus mal en plus mal les matières colorantes. Il importe de savoir enfin que les microbes sont habituellement détruits dans le court trajet intralymphatique qui sépare le derme des ganglions (Achalme). Déjà, dans les premières voies lymphatiques, la victoire reste donc aux cellules qui englobent les streptocoques, les digèrent, les détruisent et en débarrassent ainsi l'économie par le processus de la phagocytose.

Si l'évolution naturelle de l'érysipèle tend à la résolution de la plaque, il est des cas par contre où, en raison d'une virulence spéciale du streptocoque, de la faible résistance des cellules, le microbe se généralise pour déterminer une septicémie, ou occasionne sur place la suppuration ou la gangrène. Ce sont là autant de déterminations anormales de l'érysipèle, qu'il nous faut maintenant envisager.

Septicémie. — Dans quelques circonstances, les microorganismes très résistants peuvent être entraînés jusqu'au canal thoracique qui les déverse dans la circulation veineuse. L'érysipèle cesse alors d'être une maladie locale; il est devenu une véritable septicémie avec streptocoques dans le sang. Un processus comparable procède souvent à l'éclosion de la tuberculose aiguë, comme l'a montré Ponfick. Le microbe se généralise donc dans la circulation sanguine par voie indirecte et non pas en pénétrant les capillaires sanguins de la plaque.

Suppuration. — La suppuration de la plaque peut résulter de la pénétration des staphylocoques blanc ou doré. Elle est alors l'œuvre d'infections secondaires et ne relève pas à proprement parler du processus érysipélateux.

Lorsque le streptocoque s'est généralisé, il peut déterminer des foyers de suppuration en colonisant en certains viscères, et être ainsi l'occasion d'une pyohémie véritable.

Le streptocoque peut enfin amener la suppuration de la plaque, sans l'intervention de germes étrangers. C'est un fait que nous avons établi, dès 1888, par l'expérimentation et la clinique, en montrant ce microbe à l'état de pureté et de virulence dans le pus de plusieurs érysipèles terminés par suppuration. Cette assertion, alors en contradiction avec les idées courantes, est aujourd'hui sanctionnée par l'opinion de presque tous les auteurs. Achalme a bien étudié le mécanisme probable de cette pyogenèse, mécanisme qui pour lui serait le suivant.

Pour amener la résolution de la plaque, nous avons vu les vaisseaux lymphatiques rester perméables et drainer les espaces conjonctifs. Que sous l'influence d'un ralentissement du courant de la lymphe dans les mailles du derme, ou que par l'effet d'un ferment probablement diastasique, l'exsudat vienne à se coaguler dans les mailles du derme, ces drains lymphatiques seront bouchés, les éléments figurés seront retenus sur place et un processus phlegmoneux fera suite au processus érysipélateux.

Coagulation de la fibrine qui amène la séquestration de l'exsudat, tel est le premier acte du processus; dissolution de la fibrine coagulée et des travées conjonctives, tel est le second acte qui aboutit à la formation du pus.

Les circonstances qui président à la coagulation de la fibrine relèvent, soit du terrain, soit de la virulence de l'agent pathogène.

Texture spéciale de la région sur laquelle évolue la plaque érysipélateuse, affaiblissement de la fonction physiologique phagocytaire des leucocytes sous l'influence d'une cause générale, telles sont les conditions locales ou générales dépendant du terrain.

Dans les régions où le derme est mince et où le tissu cellulaire est doué d'une laxité extrême, comme aux paupières, la distension par les leucocytes est telle que les voies d'écoulement ne sont plus suffisantes au drainage, le courant se ralentit dans les mailles du derme, d'où la coagulation de la fibrine.

Chez les individus présentant une tare organique, tels que les diabétiques, les brightiques, les alcooliques, les leucocytes ont une action trop lente sur le streptocoque, dont la disparition ne se fait pas assez rapidement pour éviter la formation d'un abcès. Aussi, chez de tels sujets, des suppurations peuvent-elles survenir au déclin d'un érysipèle bénin.

Tillmanns a signalé, au déclin de l'érysipèle, de petits abcès dont l'évolution clinique, comme nous le verrons, est celle des abcès froids. Leur origine, d'après Achalme, ne serait plus dans les espaces, mais dans les vaisseaux lymphatiques.

Un des facteurs les plus puissants de la coagulation de la fibrine serait, d'après Achalme, l'atténuation du microorganisme, du fait de son englobement par les leucocytes. La sécrétion acide, signalée par cet auteur comme appartenant au streptocoque atténué, serait la cause directe de cette coagulation.

Le streptocoque ne ferait donc qu'obéir à cette loi de pathologie générale d'après laquelle un microbe produisant des septicémies, lorsqu'il est fixé à son maximum de virulence, détermine seulement la formation d'abcès au point d'inoculation, lorsqu'il a subi une atténuation.

La fibrine ainsi coagulée et les travées conjonctives seraient dissoutes, d'après Achalme, sous l'influence de diastases sécrétées probablement par les cellules de l'organisme. Cellules et microbes seraient réduits ainsi en un magma liquide, formant foyer, progressant vers l'extérieur par digestion des couches qui l'en séparent.

Gangrène. — Une gangrène d'origine mécanique peut s'observer dans certaines régions, comme aboutissant du processus érysipélateux. Dans les régions à peau fine et à tissu cellulaire lâche, la sérosité épanchée en grande abondance anémie la peau par distension directe et rend sa nutrition difficile par compression des vaisseaux nourriciers qui la traversent. La gangrène est le résultat de ce processus, si l'œdème se prolonge.

SYMPTOMATOLOGIE. — L'érysipèle de la face a été comparé cliniquement à une fièvre éruptive (Borsieri, Jaccoud) et on lui a décrit quatre périodes : d'*invasion*, d'*état*, d'*éruption*, de *déclin* ou de *desquamation.*

Nous décrirons d'abord un type d'érysipèle franc de la face; nous étudierons ensuite les diverses formes de la maladie.

Période d'incubation. — On lui assigne en général une durée de trois à sept jours, mais cette durée est souvent difficile à préciser et doit varier suivant la virulence du streptocoque, son mode de pénétration, suivant la résistance de l'organisme.

Période d'invasion. — Un malaise général, de la courbature, de la céphalalgie, un état saburral des voies digestives pouvant aller jusqu'au vomissement, marquent souvent le début d'un érysipèle de la face.

Deux symptômes importants sont à noter dans cette période : le *frisson* et l'*adénopathie sous-maxillaire.*

Le frisson, le plus souvent unique, peut être composé d'une série de petits frissonnements. La température s'élève avec lui et monte d'emblée à 39°,5 ou 40°. Ce frisson est important à rechercher dans les souvenirs du malade, car il marque la date du début de la maladie.

L'endolorissement et la tuméfaction des ganglions maxillaires cervicaux précèdent la plaque souvent de quelques heures, parfois de un, deux ou trois jours. Depuis Chomel, on accorde une importance peut-être exagérée à ce symptôme, qui représente le retentissement sur le ganglion de l'inflammation encore latente du derme.

Période d'état. — La *plaque* débute par une petite tuméfaction lenticulaire au niveau de l'angle interne de l'œil, à l'orifice des fosses nasales ou du conduit auditif externe, ou sur le front ou la pommette. Elle s'étend rapidement, si bien que vingt-quatre ou trente-six heures après le frisson elle est en pleine efflorescence.

La plaque est alors d'un *rouge* variant du rose à l'écarlate. La rougeur disparaît pour un instant sous la pression du doigt, mais jamais aussi complètement que dans l'érythème. Le cuir chevelu atteint par l'érysipèle prend une coloration blanc bleuâtre, et ne devient rouge qu'en cas de calvitie.

La plaque est chaude et la thermométrie locale note une élévation de température de 1 à 3°, qui peut s'observer sur la peau encore normale du voisinage (Redard).

Cette plaque prend son aspect caractéristique là où la peau repose sur un tissu cellulaire dense. Elle est alors en élévation, fait corps avec le tissu sous-cutané, ne peut être plissée, et, dure et inflexible, se laisse mobiliser en totalité.

Un bourrelet limite nettement la plaque et lui sert de zone d'accroissement. La rougeur est au maximum à son niveau. La plaque est sèche par suite de l'arrêt des sécrétions à sa surface.

L'épiderme, soulevé par de la sérosité, se plisse et donne parfois à la main la sensation d'une peau de chagrin : c'est l'érysipèle *scirrhoïde* de Borsieri. Les *phlyctènes* résultent de soulèvements épidermiques plus étendus. Remplies d'abord de liquide transparent et citrin, elles se troublent ensuite pour devenir purulentes et, par exception, sanguinolentes. Ces phlyctènes se dessèchent après rupture.

La douleur est précoce, précède le gonflement, donne une sensation de tension et de brûlure, et s'exagère par la pression.

La plaque s'étend d'une façon continue. L'érysipèle du front gagne le cuir chevelu et la douleur à la pression indique la limite de la plaque. Le cou peut être envahi. Le menton n'est pris qu'exceptionnellement ; dans deux cas, nous l'avons cependant vu recouvert par l'érysipèle.

Dans l'érysipèle bien fleuri, la face présente un aspect hideux et méconnaissable. Les yeux sont cachés sous les paupières bouffies ; le nez est tuméfié et les oreilles rejetées en dehors et en avant ; la bouche est entr'ouverte, baveuse et le faciès du malade rappelle assez bien, suivant la comparaison de Raynaud, celui de certains magots chinois.

PÉRIODE DE DÉCLIN. — Au bout de cinq à sept jours environ, l'érysipèle entre dans sa phase de déclin, et la tuméfaction peut disparaître en un temps variant de vingt-quatre heures à six ou huit jours.

La desquamation commence furfuracée et finit en plaques. Une alopécie, progressant par îlots, suit l'érysipèle du cuir chevelu. Les cheveux repoussent bientôt, mais modifiés dans leur évolution. Les sourcils mettent plus de temps à se reformer et peuvent ne jamais repousser.

La température a été bien étudiée par Wunderlich, Jaccoud (1), Sorel, Campos, Catrin. La fièvre dure exceptionnellement moins de sept à neuf jours; sa résistance varie avec l'évolution de la plaque. Les périodes d'augment, d'acmé et de défervescence, souvent bien réglées dans leur ensemble, présentent dans leurs détails des oscillations qui ne permettent pas de considérer l'érysipèle toujours comme une maladie cyclique.

Le début de la fièvre se fait toujours d'une façon brusque et violente. La température s'élève avec le frisson, et, au bout de quelques heures, elle a atteint le voisinage de 40°; elle continue à monter suivant une ligne continue, et vers le troisième jour, au soir, atteint son fastigium qui est de 41°, quelquefois même de 41°,5. A partir de ce moment, la courbe peut présenter plusieurs types différents (2). Le plus fréquent est le suivant.

La période d'ascension et la période d'état sont caractérisées par des oscillations rémittentes d'amplitude variable. La rémission matinale ne dépasse pas quelques dixièmes de degré et il est rare de voir la température matinale descendre au-dessous de 39°. La température élevée reste ainsi stationnaire pendant deux à quatre jours, quelquefois même davantage, caractérisant la période d'état. La *défervescence*, le plus souvent, se fait d'une façon si rapide qu'en l'espace d'une nuit la température peut être descendue à 37° (fig. 11). La chute peut être moins brusque et se faire en deux grandes oscillations intermittentes, si après la première rémission matinale la température remonte encore dans la soirée pour retomber d'une façon définitive le lendemain matin à la normale. La défervescence peut encore se faire par lysis prolongé, suivant le type décrit par Jaccoud.

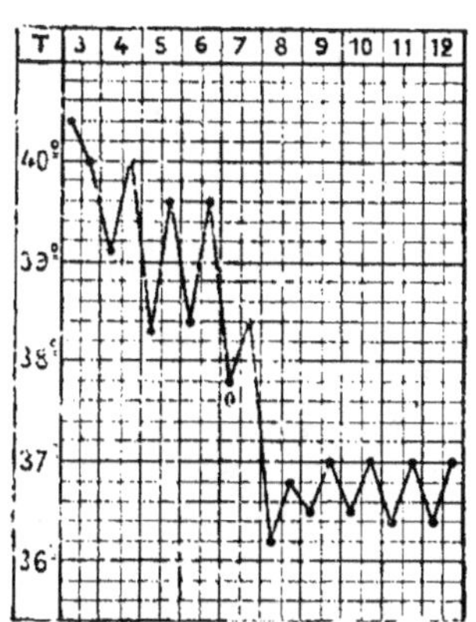

Fig. 11. — Défervescence brusque dans l'érysipèle, d'après une courbe de Jaccoud. — 0, l'exanthème s'éteint.

Sorel a décrit récemment trois types principaux de fièvre érysipélateuse. Celui que nous venons de retracer est son type numéro 2.

Dans son type numéro 1, il n'y a pas à proprement parler de période d'état. Le summum de la température est atteint le troisième jour et la défervescence commence le lendemain ou le surlendemain au plus tard, pour se faire par lysis et être achevée du cinquième au

(1) JACCOUD, Article ÉRYSIPÈLE, in Traité de pathologie interne.
(2) Au sujet de ces variations dans la courbe, voir le mémoire de CATRIN (Soc. méd. des hôp., 1894, p. 295).

huitième jour. Nous verrons que ce type est assez fréquent dans l'érysipèle à répétition.

Le type numéro 3 est caractérisé par de grandes oscillations qui se font dès le deuxième ou le troisième jour et s'accompagnent d'apyrexie le matin. Le pouls est rapide, plein, suit la marche de la température et tombe au-dessous de la normale, au moment de la convalescence.

Le délire est fréquent dans l'érysipèle de la face; il est la règle dans l'érysipèle du cuir chevelu. Il peut, comme dit Raynaud, présenter tous les degrés, depuis une simple agitation nocturne avec rêvasseries, jusqu'aux accès de fureur maniaque les plus caractérisés. On s'accorde aujourd'hui à le considérer le plus souvent comme un délire toxique, variant suivant les aptitudes héréditaires de chaque malade. Il peut enfin être d'origine alcoolique, ou résulter d'une complication méningée.

Les urines sont rares, foncées en couleur, et presque toujours albumineuses. L'albuminurie est en général transitoire, peu abondante, apparaît au moment de l'acmé ou de la convalescence et ne persiste qu'exceptionnellement après la guérison. Les urines contiennent souvent des hématies et des cylindres hyalins ou épithéliaux.

Même en cas d'albuminurie, la présence du streptocoque est loin d'être constante dans l'urine. Cornil (1) rapporte deux observations d'érysipèle où il a trouvé des streptocoques dans l'urine. Enriquez, Achalme ont fait plusieurs fois semblable constatation.

J'ai examiné chez cinq malades l'urine au point de vue bactériologique et n'ai trouvé dans mes cultures qu'une seule fois le streptocoque, et encore en très petite quantité : l'urine, dans ce cas, était albumineuse. Chez un de ces cinq malades, le sang pendant la vie contenait des streptocoques et, malgré des examens réitérés, je n'ai pu isoler le microbe de ses urines.

Le sang présente des particularités intéressantes. La quantité de fibrine est accrue et le chiffre des globules rouges baisse de 500 000 à 1 million par millimètre cube (Malassez, Denucé). D'après Hayem, une crise hématoblastique apparaît au commencement de la convalescence pour compenser cette diminution.

Les globules blancs, d'après Malassez, sont diminués de nombre dans le sang de la circulation générale, mais non proportionnellement à la diminution du nombre des globules rouges.

D'après Achalme, la présence du streptocoque constatée dans le sang pendant la vie serait toujours la preuve de la haute gravité de l'affection. Dans cinq cas d'érysipèle de gravité différente, j'ai puisé dans la veine, avec une seringue stérilisée, suivant le procédé de Straus, 1 centimètre cube de sang, que j'ai réparti chaque fois dans différents milieux de culture. Une seule fois j'ai obtenu des cultures

---

(1) Cornil, *Journal des connaissances médicales*, 24 mai 1885.

pures de streptocoques; il s'agissait dans ce cas d'un érysipèle d'intensité moyenne, qui évolua en huit jours et guérit rapidement sans la moindre complication. L'ensemencement massif du sang à dose de quelques centimètres cubes dans un demi-litre de bouillon, tel qu'on le pratique aujourd'hui suivant la technique de J. Courmont, donnerait sans doute plus fréquemment des résultats positifs. Si le passage du streptocoque dans la circulation implique *a priori* une forme infectieuse grave de la maladie, sa constatation dans le sang pendant la vie n'implique donc pas fatalement le pronostic qu'on a voulu lui prêter.

L'érysipèle tend en général à se terminer par guérison s'il n'évolue pas sur un mauvais terrain et lorsqu'il ne revêt pas de lui-même une des formes graves, adynamiques que nous aurons à décrire.

FORMES. — Nous avons pris comme type un érysipèle franc dans son allure générale et *fixe* dans l'évolution de la plaque, mais la maladie peut présenter des formes diverses, variant avec l'intensité des phénomènes généraux ou avec les caractères de la plaque.

Formes d'après l'état général. — La maladie peut s'éloigner de la forme qui nous a servi de type, soit par l'intensité, soit par l'atténuation des phénomènes généraux.

Une première forme très grave, soit en raison du mauvais état général antérieur du malade, soit en raison peut-être d'un degré de virulence extrême du microbe, s'accompagne d'un véritable état typhoïde et mérite le nom d'*érysipèle adynamique*.

La langue se sèche, les lèvres deviennent fuligineuses, l'albuminurie est abondante et le malade, alternativement délirant ou prostré, présente l'aspect d'un typhique au second septénaire. Vers le sixième ou le septième jour de la maladie, la connaissance se perd, les selles deviennent inconscientes, fétides, la miction se fait par regorgement et la mort survient en collapsus, dans la moitié des cas environ.

La forme *bilieuse* des anciens ne mérite pas une place spéciale. L'ictère n'est en général qu'un phénomène surajouté résultant de l'exagération de l'embarras gastro-intestinal qui a gagné les voies biliaires.

Les symptômes généraux peuvent être atténués.

Sous le nom d'*érysipèle atténué primitif*, Juhel-Rénoy et Bolognesi ont décrit une forme de la maladie caractérisée par un exanthème plus ou moins intense, par des phénomènes généraux à peine marqués, pouvant même faire défaut, et par une température le plus souvent normale, atteignant 38° au maximum. L'absence d'albuminurie est la règle. Ce qui est le propre de cette forme, c'est que l'atténuation est spontanée et qu'elle se présente chez des malades atteints d'érysipèle pour la première fois. D'après la statistique de Juhel-Rénoy et Bolognesi, qui porte sur plusieurs centaines de cas observés chez des malades de tout âge, cet érysipèle atténué primitif s'observerait fréquemment : *une fois* sur trois.

Formes d'après les extensions anormales de la plaque.
— L'*érysipèle serpigineux* représente la variété la plus commune.
Il évolue par plaques confluentes à bords déchiquetés. Du foyer primitif partent des prolongements s'étendant en différents sens. Les
parties primitivement atteintes entrent souvent en résolution, pendant que les foyers secondaires entrent seulement en efflorescence.

L'*érysipèle ambulant* est en général superficiel et n'est grave qu'en
raison de sa grande extension. En gagnant de proche en proche, il
finit par occuper un point très éloigné du foyer primitif. Sa durée
peut dépasser trente jours.

L'*érysipèle erratique*, décrit déjà par J.-P. Frank, est constitué par
des plaques qui s'étalent successivement sur différents points du
corps, et restent séparées par des territoires de peau saine. S'agit-il
dans ce cas d'inoculations multiples, par auto-contagion, comme le
fait s'observe parfois dans la furonculose? S'agit-il d'une propagation
silencieuse par les lymphatiques intercalaires? L'une et l'autre opi-
nions ont été soutenues. Nous inclinons vers la dernière, qui s'accommode bien avec ce que l'on sait du mode de propagation du streptocoque.

Formes d'après l'évolution de la plaque. — *Érysipèle suppuré*. — Si l'on fait abstraction de la suppuration des phlyctènes qui
louchissent si fréquemment par le processus banal que l'on rencontre
au niveau de toutes les bulles, on peut dire que la suppuration est un
accident relativement rare au déclin de l'érysipèle. On en peut décrire cependant plusieurs variétés cliniques.

La suppuration peut être liée à une cause purement locale, à la
laxité du tissu cellulaire sous-jacent à la plaque. Ainsi l'érysipèle
phlegmoneux diffus s'observe surtout au niveau de la face antérieure de la cuisse ou de l'avant-bras, là où le derme est très mince
et se confond avec le panniculle adipeux. Il se forme, en ce point,
une vaste collection purulente dont l'apparition coïncide avec la
sédation des symptômes généraux et la disparition de la fièvre.

Au déclin de l'érysipèle, on peut voir apparaître, au niveau de la
plaque qui commence à pâlir, de petits abcès disséminés. Ils se présentent d'abord sous forme de nodules durs, adhérents aux couches
profondes, très douloureux au toucher, puis deviennent fluctuants
au bout de trois ou quatre jours. D'après Tillmans et Achalme, leur
évolution ultérieure serait celle des abcès froids ; ils persisteraient
très longtemps si l'on n'intervenait par le bistouri et pourraient
même se résorber spontanément. D'après Achalme, le pus ne contien-
drait que de courtes chaînettes, toutes incluses dans les cellules et
dénuées de virulence. Ces abcès du déclin doivent peut-être, dans certains cas, leur évolution rapide à une demi-immunisation acquise
par le terrain, à cette époque de la maladie. Toutefois, ce mode d'évolution est loin d'être constant. Ces petits abcès développés sur la

plaque témoignent parfois d'une grande virulence du microbe, comme
le prouve l'histoire d'une petite épidémie d'hôpital rapportée dans
notre thèse (1).

La suppuration survenant au cours d'un érysipèle peut enfin être
l'expression d'une tare organique chez le diabétique, le brightique,
l'alcoolique.

Érysipèle gangreneux. — La gangrène est un accident qui n'est
pas dans le cadre de l'érysipèle. Quand elle survient, elle dépend
soit de la localisation régionale de la plaque, soit de l'état général
du sujet.

Dans le premier cas la gangrène se développe lorsque la plaque
repose sur un tissu cellulaire lâche facilement distendu par une sérosité qui, en s'accumulant, vient comprimer les vaisseaux nourriciers
de la peau correspondante. Cette forme de gangrène siège aux paupières, au pénis, au scrotum. L'escarre débute vers le troisième ou
quatrième jour de la maladie sous forme d'une plaque blanchâtre,
devenant bientôt noire et sèche pour tomber très rapidement en laissant une perte de substance. Une cicatrice est presque inévitable,
parce que le derme est constamment intéressé. Aux paupières, cette
cicatrice peut devenir le point de départ d'un ectropion.

Dans le second cas la gangrène apparaît plus tardivement, du cinquième au douzième jour, et débute soit au niveau de la plaque, soit
sur ses limites. Elle siège de préférence au niveau des membres ; elle
est connue surtout des chirurgiens et Gosselin en a donné une description magistrale. Des taches noires, humides, insensibles, froides,
recouvertes de phlyctènes sanguinolentes, apparaissent à la surface
de la plaque. Ces taches se fusionnent et donnent lieu à de vastes
escarres, le plus souvent sans odeur. Cette forme de gangrène érysipélateuse est surtout celle des mauvais états généraux, celle des
diabétiques, des alcooliques, des brightiques.

Rappelons en terminant que nous avons vu souvent un érysipèle
virulent déterminer expérimentalement des plaques de gangrène
sèche, et occasionner de véritables mutilations de l'oreille du lapin.

Érysipèle à répétition. — L'érysipèle est une affection essentiellement sujette à retours, si bien que le tiers (Juhel-Rénoy) et même
la moitié (Achalme) des malades soumis à l'observation hospitalière
sont des récidivistes. Les retours sont réglés de façons diverses.

Tout d'abord, l'érysipèle dit *redux* n'est à vrai dire qu'une rechute.
Quelques jours après la défervescence, alors que le malade desquame
encore, un nouveau frisson éclate et l'érysipèle envahit d'emblée toute
la partie primitivement atteinte. Cette seconde attaque est en général écourtée.

L'érysipèle *récidivant* est celui qui revient trois ou quatre fois

(1) F. WIDAL, *loc. cit.*, p. 94.

seulement dans la vie d'un sujet, à intervalles éloignés et irréguliers. C'est l'érysipèle des gens qui sont prédisposés à contracter la maladie, chaque fois qu'ils sont en contact avec un érysipélateux. La plaque peut siéger en des points différents, variant suivant la porte d'entrée.

L'érysipèle *à répétition* revient en général d'une façon réglée, périodique. Le nombre des poussées est parfois incommensurable et peut être si fréquent que, dans quelques cas, exceptionnels il est vrai, on a vu le malade être plus souvent en état d'érysipèle qu'en état normal. Cette variété mérite toute notre attention; son étude soulève plus d'un point intéressant la pathologie générale.

Souvent, chez les gens sujets à l'érysipèle à répétition, on trouve, comme l'a montré Verneuil, une porte d'entrée permanente sous forme de plaque d'eczéma, de fistule, par exemple, mais cette porte d'entrée n'est pas constante. Souvent encore, chaque poussée sort au niveau d'un orifice naturel tel que la bouche, le nez, l'œil.

Les causes les plus diverses peuvent provoquer le retour de l'érysipèle à répétition. Une violente émotion, un chagrin, un accès de colère, un embarras gastrique, une crise de diarrhée sont autant de prétextes à des éclosions nouvelles. Achalme a rapporté l'histoire d'un malade qui se donnait à volonté un érysipèle en se suspendant quelques minutes la tête en bas. Le molimen menstruel est la cause occasionnelle de beaucoup la plus fréquente et la plus intéressante. L'érysipèle dans ce cas est dit *cataménial*. Chez certaines malades, chaque période menstruelle s'accompagne d'une poussée érysipélateuse, mais le rapport entre l'érysipèle et la menstruation est loin d'être toujours aussi constant. De nombreuses périodes cataméniales peuvent se succéder sans le retour de l'érysipèle, qui, par contre, peut, à certains moments, rompre avec la loi de coïncidence et apparaître en dehors de la menstruation. L'érysipèle dit *cataménial* ne survient pas seulement pendant les règles; il peut apparaître périodiquement après la ménopause ou remplacer, chez une femme jeune encore, les règles prématurément absentes. Nous avons observé un exemple de l'un et de l'autre cas.

Cliniquement l'érysipèle envahit d'emblée, en quelques heures, tout le tissu qu'il a coutume de recouvrir. L'évolution de la plaque est très rapide et décroît dès que son maximum a été atteint. Les symptômes généraux sont le plus souvent atténués; la température est moins élevée que dans une première attaque; le frisson et la fièvre peuvent faire totalement défaut et le malade continuer à vaquer à ses occupations. Les symptômes peuvent être éphémères au point de disparaître en quelques heures et la plaque être si peu intense qu'elle revêt à peine, dans certains cas, la teinte érythémateuse. Jaccoud a bien montré l'opposition qui existe dans les érysipèles à répétition entre l'immunité générale et la prédisposition locale; pour lui il se ferait à chaque nouvelle attaque une sorte de vaccination partielle. Il ne faut cependant pas faire une loi absolue de la bénignité de ces érysipèles à répétition. J'ai publié avec Hirtz (1) l'histoire d'une malade qui, après un nombre incalculable de poussées des plus légères, fut atteinte d'un érysipèle confluent compliqué d'un état typhoïde extrèmement grave. Juhel-Rénoy (2) a rapporté des faits semblables, mais en exagérant peut-être leur portée. Une lésion rénale est en général un facteur de gravité pour une poussée nouvelle.

La pathogénie de cet érysipèle à répétition, naguère encore si obscure, tend à s'éclairer depuis quelques années, grâce aux recherches bactériologiques.

Une première question était à résoudre. Les poussées éphémères atténuées et déformées cliniquement au point que nombre de médecins n'ont voulu y voir que de simples plaques d'érythème ou de lymphangite, relèvent-elles du même microbe que l'érysipèle typique? Pour répondre à cette question chez la malade observée avec Hirtz, nous avons ensemencé du sang retiré de la plaque pendant une poussée légère, érysipéloïde. Nous avons obtenu des cultures pures d'un streptocoque si virulent qu'il déterminait chez le lapin un érysipèle rapidement mortel.

La solution de cette première question en soulève tout naturellement une autre. Pendant les périodes intercalaires, quel est le repaire du streptocoque? où réside à l'état *latent* le germe qui va plus ou moins périodiquement réveiller sa virulence? Plusieurs cas sont à envisager.

Si la plaque d'érysipèle se développe autour d'une solution de continuité permanente (orifice fistulaire, plaque d'eczéma, etc.), on conçoit aisément, comme l'avait prévu Verneuil, que, dans le pus de la fistule ou sous les croûtes de l'eczéma, végète un streptocoque qui récupère sa virulence, au moment des poussées.

Si l'érysipèle sort par un des orifices naturels de la face, sa pathogénie est facilement expliquée par la présence constante dans la cavité bucco-pharyngée de streptocoques pouvant facilement récupérer leur virulence perdue.

Lorsque l'érysipèle se répète, sans se propager par un orifice naturel, et cela en des régions ne présentant pas la moindre effraction, la provenance du streptocoque est plus difficile à préciser. Ces cas, hâtons-nous de le dire, sont tout à fait exceptionnels. Pour Achalme, des streptocoques sommeilleraient en masse dans les vaisseaux lymphatiques du derme pendant les périodes intercalaires, pour récupérer leur virulence à certaines époques. Je ne conçois guère comment le streptocoque pourrait se fixer pendant un si long temps au sein d'un tissu qui se prête avec tant d'avidité à sa phagocytose. L'unique cas

(1) Hirtz et Widal, *Soc. méd. des hôp.*, 1891, p. 683.
(2) Juhel-Rénoy, *L'érysipèle à récidives multiples et sa prétendue atténua-tion.*

sur lequel s'appuie Achalme est celui d'une femme morte en pleine attaque d'urémie avec un érysipèle blanc généralisé, dit l'observation, à la partie inférieure du tronc, aux cuisses, aux genoux, au sein. Il n'y a donc rien d'étonnant que chez une malade en proie à un érysipèle aussi étendu on ait trouvé des streptocoques dans les lymphatiques de la peau du cou, surtout si l'on songe que douze jours avant la mort la malade portait encore un foyer de suppuration au niveau du cou et du dos.

A vrai dire, l'interprétation des faits de cette dernière catégorie est très malaisée. Je me garderai d'ajouter une hypothèse à celles déjà émises et je me bornerai à faire remarquer que le streptocoque peut venir d'un point relativement éloigné et traverser une grande étendue de vaisseaux lymphatiques cutanés, sans marquer la trace de son passage; la preuve en est dans l'érysipèle erratique.

L'histoire de l'érysipèle cataménial nous montre, avec la rigueur d'un fait expérimental, comment un acte physiologique peut prédisposer à l'infection. L'érysipèle n'est pas la seule maladie récidivant périodiquement sous l'influence des règles. Mon ami le Dr Hugenschmidt m'a communiqué plusieurs observations de périostite alvéolo-dentaire reconnaissant la même origine. Chez plusieurs femmes atteintes de blennorragie chronique, Charrier a vu des poussées de congestion utéro-ovarienne ou de pelvi-péritonite, d'origine gonococcique, survenir périodiquement au moment des époques menstruelles. Il a noté également que certaines femmes ne sont contagieuses qu'au moment de leurs règles, comme si, à cette époque, le gonocoque recevait une poussée de virulence. Par quel mécanisme la menstruation prépare-t-elle le terrain ou modifie-t-elle la virulence du germe latent ? Est-ce par action humorale ou par action dynamogénique nerveuse ? Ce sont là autant de points encore à éclaircir.

Érysipèle chronique. — Sous ce nom, Achalme décrit l'œdème chronique dur qui peut s'établir au point où se sont succédé des poussées d'érysipèle à répétition. Cet œdème a été compris longtemps dans le cadre de l'*éléphantiasis nostras*, qui ne représente pas un type morbide, mais un groupe dont le démembrement s'impose (Besnier). Ce pseudo-éléphantiasis n'est qu'une dermite scléreuse, complication de l'érysipèle à répétition ; il ne mérite pas à proprement parler le nom d'*érysipèle*, et, en général, on ne trouve plus de streptocoques dans sa lymphe.

Le siège de prédilection de cet œdème est aux membres inférieurs, mais il est encore assez fréquent à la face. Achalme en a observé quatre cas. La maladie a une évolution lente. L'œdème augmente après chaque poussée érysipélateuse, régresse de moins en moins et finit par aboutir à l'éléphantiasis, en raison de la dermite qu'il occasionne.

Érysipèle interne. — La notion de l'érysipèle interne n'avait pas échappé aux médecins de l'antiquité, mais l'école organicienne

du commencement de ce siècle, dans son étroite conception locali-
satrice, n'avait pu admettre qu'une même maladie affectât des organes
différents. Aussi, dit Maurice Raynaud, ce fut une sorte de nouveauté
et presque de paradoxe, lorsque Gubler vint affirmer, preuves en
main, l'existence d'un érysipèle interne. Aujourd'hui, grâce aux
notions que nous possédons sur l'histologie et la bactériologie de
l'érysipèle, nous concevons aisément que le streptocoque puisse se
propager du derme de la peau à celui d'une muqueuse ou inversement, sans se soucier de la nature du revêtement épithélial qui ne
joue aucun rôle dans le processus.

Sous le nom d'*érysipèle interne*, nous allons avoir spécialement à
décrire l'érysipèle des voies digestives et celui des voies respiratoires.

Lorsque l'érysipèle débute par les muqueuses, pour s'étendre
ensuite à la peau, on dit qu'il sort. Par contre, on dit qu'il rentre
lorsqu'il s'étend aux muqueuses naso-bucco-pharyngées après avoir
débuté par la peau. L'érysipèle interne représente donc, le plus souvent, le premier ou le dernier acte d'un érysipèle de la face.

Existe-t-il un érysipèle interne restant uniquement localisé aux
muqueuses et n'intéressant la peau à aucune période de son évolution?
Nous verrons que le fait paraît très vraisemblable, mais, s'il se présente, il doit souvent passer cliniquement inaperçu et rester con-
fondu avec les diverses inflammations des muqueuses, faute de
caractères objectifs certains.

Érysipèle des voies digestives. — Nous savons que la cavité
bucco-pharyngée est peuplée constamment, chez l'homme sain, de
streptocoques inactifs mais qui peuvent récupérer leur virulence,
et profiter sans doute de la moindre effraction pour pénétrer le
derme. L'érysipèle des voies digestives est cependant relativement
rare ; il sort ou rentre par la muqueuse nasale ou le canal lacrymal
plutôt que par la muqueuse buccale.

Stomatite érysipélateuse. — Elle est exceptionnelle et toujours
secondaire à un érysipèle de la face ou du pharynx. Une tuméfaction
rougeâtre et douloureuse de la face interne des joues ou de la langue
la caractérise. Cette tuméfaction peut se recouvrir de phlyctènes qui,
après s'être ouvertes, laissent une ulcération blanchâtre recouverte
d'une pseudo-membrane (Fernet).

Pharyngite et angine érysipélateuses. — Ce sont les localisations
les plus importantes et les plus fréquentes de l'érysipèle sur les voies
digestives. L'érysipèle pharyngé primitif avait déjà été entrevu par
les médecins au siècle dernier, mais c'est à Cornil que revient
l'honneur d'en avoir le premier donné, en 1862, une bonne description.
Son histoire clinique s'est enrichie depuis cette époque de nombreux
faits dont les plus importants sont ceux de Brouardel, Simon,
Rigal, Bucquoy.

La maladie est annoncée par des frissons, une fièvre vive, et se

caractérise localement par une tuméfaction des ganglions sous-maxil-
laires et de l'amygdale, du ptyalisme et de la gêne dans la déglutition. Cornil a décrit trois formes suivant que l'érysipèle est accom-
pagné d'une simple rougeur, de phlyctènes ou de plaques gangreneuses. La muqueuse est toujours tendue, tuméfiée, luisante, vernissée.

L'érysipèle pharyngé, non gangreneux, se termine en général par
résolution et sa propagation à la face vient éclairer sur la nature
d'une angine qu'aucun signe clinique n'avait permis de rattacher
à l'érysipèle. S'il existe un sphacèle étendu, la mort survient dans
l'adynamie.

Dans la bouche des sujets atteints d'érysipèle de la face, alors même
que la muqueuse bucco-pharyngée est en état d'intégrité parfaite, on
trouve des streptocoques virulents trois fois sur dix, d'après notre
statistique. Cette proportion a son importance si l'on se rappelle
combien il est exceptionnel de trouver des streptocoques virulents
dans les diverses bouches pathologiques.

Érysipèle de l'œsophage, de l'estomac et de l'intestin. — L'œso-
phagite érysipélateuse n'a ni histoire clinique, ni histoire anatomique.
Il faut bien supposer cependant que l'œsophage puisse servir de voie
de propagation à l'érysipèle, si l'on admet qu'il peut parcourir toute
l'étendue du tube digestif, du pharynx à l'anus, comme semble en
faire foi une observation souvent citée de Rendu.

Des troubles gastro-intestinaux caractérisés par une langue sabur-
rale, de l'inappétence, des vomissements, voire même de la diarrhée,
peuvent s'observer de même qu'au cours de toutes les infections aiguës.
On a décrit chez les érysipélateux des exulcérations gastriques et
surtout intestinales. Elles sont dues sans doute à des embolies microbiennes semblables à celles que j'ai observées dans les petits
vaisseaux gastriques ou intestinaux de femmes atteintes d'infection
puerpérale. Ces exulcérations ne sont jamais profondes; aussi ne
déterminent-elles cliniquement que des douleurs épigastriques, du
ténesme, des épreintes, suivant leur siège, et n'occasionnent-elles
jamais de perforation ou d'hémorragie mortelles.

Érysipèle des voies respiratoires. — Coryza érysipélateux.
— L'érysipèle prend souvent naissance au niveau de la pituitaire,
peut-être autour des excoriations dont cette muqueuse est si fréquemment le siège. Rappelons que Besser a trouvé le streptocoque
dans le mucus nasal normal de certaines personnes saines. La
plaque peut sortir par l'orifice antérieur des narines ou par les voies
lacrymales, au niveau de l'angle interne de l'œil, et son issue vient
éclairer sur la nature d'un coryza.

Dans certains cas, l'érysipèle reste localisé aux fosses nasales et son
diagnostic est alors entouré des plus grandes difficultés. Ses symptômes sont alors ceux d'un coryza intense. Son début peut se faire
brusquement par des épistaxis abondantes (Lasègue). Bientôt apparaît

une douleur locale, intense, ardente, pouvant s'accompagner de céphalalgie. Les yeux sont larmoyants et le nez est gros et rouge, bien que la peau ne soit pas atteinte par l'érysipèle; la pituitaire est tuméfiée, luisante, d'un rouge vernissé, souvent exulcérée et recouverte de croûtes; elle sécrète en abondance un liquide d'abord séreux, qui devient bientôt muco-purulent, parfois sanguinolent et contient des streptocoques en abondance.

La rhinite érysipélateuse se complique d'une adénite cervicale symptomatique se traduisant par une certaine raideur de la tête accompagnée d'endolorissement et de douleur à la pression des parties latérales du cou (1). Cette rhinite se caractérise surtout par le cachet de haute gravité des symptômes généraux qui l'accompagnent, tels que le frisson du début, la température oscillant entre 40° ou 41°, la courbature généralisée, voire même le délire et l'albuminurie.

Le coryza érysipélateux peut déterminer par propagation des lésions de l'oreille et des sinus. L'otite moyenne catarrhale peut aller jusqu'à la suppuration et occasionner une surdité plus ou moins prolongée; elle peut propager l'inflammation aux cellules mastoïdiennes, aux sinus de la dure-mère, aux méninges. Les lésions peuvent atteindre tous les sinus de la face, frontaux, maxillaires, ethmoïdaux.

LARYNGITE ÉRYSIPÉLATEUSE. — Des observations de Labbé, J. Simon, Laborde, Lasègue avaient nettement indiqué la possibilité d'une laryngite érysipélateuse secondaire à un érysipèle de la face. En 1881, Mattei (de Naples) a essayé d'étendre considérablement le cadre de l'érysipèle laryngé en considérant comme érysipèles primitifs la plupart des œdèmes essentiels de la glotte. En 1887, Fasano (de Naples) a semblé fournir à cette opinion une sanction bactériologique en découvrant le streptocoque dans le derme du larynx. Le même auteur a publié au Congrès de Rome (1894) une nouvelle observation avec examen bactériologique. Semblable constatation a été faite par Bergmann (de Riga), Brown Bedford, O. Samter (2).

Gerling (3) a vu l'érysipèle du larynx sévir presque simultanément avec phénomènes d'œdème de la glotte chez trois enfants de la même famille; l'un d'eux avait un érysipèle de la face.

La tuméfaction commence par la base de la langue pour s'étendre ensuite à l'épiglotte et aux replis aryténo-épiglottiques. Elle s'accompagne d'abord d'une dysphagie qui peut être remplacée par une dyspnée paroxystique très mobile dans ses allures. La muqueuse est brillante, vernissée, et de coloration rouge foncé. Les replis aryténo-épiglottiques sont très tuméfiés. La surface de la muqueuse est parfois recouverte de légères exulcérations. D'après Mattei, cette laryngite

---

(1) TISSIER, Le nez et l'érysipèle (*Ann. des maladies de l'oreille et du larynx*, n° 11, p. 807, 1892).
(2) O. SAMTER, *Deutsche med. Wochenschr.*, 25 août 1892, p. 769.
(3) GERLING, *Centralblatt für Laryngologie*, 1890.

érysipélateuse peut évoluer suivant deux types cliniques et être grave, tantôt par les phénomènes de sténose glottique qu'elle détermine, tantôt par les phénomènes généraux intenses propres à l'infection streptococcienne.

L'affection décrite par Senator et Merklen sous le nom de *phlegmon infectieux du pharynx et du larynx*, au moins dans une de ses modalités, est produite par le streptocoque, comme le prouve une observation de Sauvineau. On peut, sous toutes réserves, émettre l'hypothèse que, dans certains cas, elle n'est peut-être qu'un érysipèle suppuré de ces régions.

TRACHÉITE ET BRONCHITE ÉRYSIPÉLATEUSES. — La trachéo-bronchite érysipélateuse n'a pas d'histoire clinique. La trachée et les bronches ne sont sans doute pour l'érysipèle que des voies de passage, qui lui ouvrent parfois l'accès du poumon.

LE POUMON DES ÉRYSIPÉLATEUX. — Dès le XVIᵉ siècle, Fabrice d'Aquapendente avait émis l'idée, tour à tour adoptée ou combattue, que l'érysipèle pouvait se propager au poumon.

Après que Gubler eut restauré l'érysipèle interne, les observations cliniques de Lailler, Labbé, J. Simon, semblèrent bientôt démontrer la réalité de l'érysipèle pulmonaire. Straus, dans une observation souvent citée, en précisa, en 1879, les caractères anatomiques. Potain et Cuffer publièrent ensuite un cas où l'érysipèle du poumon avait précédé l'érysipèle cutané. En 1881, Stackler (1) étudia la broncho-pneumonie érysipélateuse et essaya d'en étayer l'histoire sur 17 observations déjà publiées ou personnelles.

Les premières recherches bactériologiques ne montrèrent pas le streptocoque à l'état de pureté dans les poumons. En 1885, Cornil, d'une part, et Dreschfeld, de l'autre, trouvèrent le streptocoque, associé au pneumobacille de Friedlaender. A cette époque on désignait sous ce nom tous les organismes lancéolés et encapsulés trouvés dans le poumon. En 1889, Mosny trouva un streptocoque, à l'état de pureté, dans un foyer broncho-pneumonique. Cette lésion pulmonaire existait seule, à l'état isolé, et Mosny déduit sa nature érysipélateuse d'une contagion lui paraissant évidente. Roger (2), ayant observé dix cas de localisation pulmonaire développée au cours de l'érysipèle, a trouvé le pneumocoque dans les crachats des malades qui guérirent et dans le poumon, le sang, les viscères de quatre malades qui succombèrent. Une fois le pneumocoque était à l'état de pureté, une fois associé au staphylocoque doré, deux fois au streptocoque ; mais, ajoute Roger, les colonies de ces deux derniers microbes étaient fort peu nombreuses, nullement comparables à celles que formait le pneumocoque. J'ai fait à

1 STACKLER, Thèse de Paris, 1881.
2 ROGER, Des infections pneumococciques dans l'érysipèle (*Soc. méd. des hôp.*, 1894, p. 526).

l'hospice d'Issy l'autopsie de deux femmes mortes d'accidents pulmonaires au cours d'un érysipèle de la face. Comme Roger, j'ai trouvé chaque fois le pneumocoque dans les alvéoles pulmonaires, mais associé, par contre, à de nombreux streptocoques, qui, sur les coupes, bourraient les capillaires pulmonaires.

La bactériologie nous montre donc que la pathogénie des pneumonies de l'érysipèle est plus complexe qu'elle ne le paraissait il y a quelques années.

Dans quelques cas tout à fait rares, les seuls peut-être qui méritent le nom d'*érysipèle pulmonaire*, le streptocoque suit la voie lymphatique pour se rendre de la face au poumon. Les cavités alvéolaires et leurs cloisons se comportent comme les mailles du tissu conjonctif, et les lésions du tissu lymphatique du poumon sont la reproduction de celles de l'érysipèle cutané ou des muqueuses. L'observation de Straus peut être considérée comme un type de ce genre.

Dans certaines circonstances, lorsque l'érysipèle est suivi d'une véritable septicémie à streptocoques, on peut trouver dans les poumons la congestion propre à cette septicémie. Les capillaires sont dilatés, gorgés de globules rouges, farcis de streptocoques et l'exsudation alvéolaire est minime.

Une véritable pneumonie lobaire, fibrineuse, avec hépatisation rouge ou grise, peut survenir. Enfin, et c'est là le cas le plus fréquent au cours de l'érysipèle, comme au cours de beaucoup de maladies infectieuses, peuvent se développer par un processus banal des broncho-pneumonies vulgaires à streptocoques ou à pneumocoques. l'un et l'autre microbe descendant de la cavité bucco-pharyngée

D'après Achalme, une sclérose pulmonaire pourrait être l'aboutissant d'un érysipèle du poumon à répétition.

Anatomiquement et cliniquement il est impossible, le plus souvent, d'établir de distinction entre ces divers processus, et l'examen bactériologique seul permet de trancher le problème étiologique. A l'autopsie, on trouve en général de la splénisation d'un lobe inférieur, quelquefois des deux. Le poumon, à ce niveau, présente une masse homogène, noirâtre, pointillée parfois de parties grisâtres.

Dans la forme de Straus, au microscope les lymphatiques paraissent remplis de leucocytes et les vaisseaux sanguins sont parfaitement sains. Les cloisons inter-alvéolaires sont épaissies par prolifération de leurs cellules fixes et infiltration de leurs mailles par des leucocytes. Dans l'alvéole, on trouve un exsudat formé de leucocytes, de microbes et ne contenant pas de fibrine coagulée. Les cellules épithéliales pulmonaires ont disparu et ne recouvrent même plus les parois alvéolaires. C'est là, dit Achalme, un type absolument pur de pneumonie leucocytaire. La paroi de l'alvéole et sa cavité réagissent donc vis-à-vis du streptocoque d'une façon analogue à la maille conjonctive du derme dans l'érysipèle.

Dans les cas de Roger, comme dans les nôtres, les lésions étaient celles de la broncho-pneumonie et le réseau fibrineux était peu marqué. La paroi des petites bronches et celle des alvéoles étaient infiltrées de cellules rondes. Les cavités alvéolaires étaient remplies des mêmes cellules, et d'éléments polyédriques à gros noyaux, parfois chargés de pigment. Les capillaires sanguins congestionnés s'étaient rompus, en certains endroits, en donnant lieu à de petites hémorragies. Le poumon est recouvert en général de fausses membranes fibrineuses où le streptocoque est très peu abondant. Dans un cas nous avons observé un épanchement séro-fibrineux de quantité moyenne, contenant des streptocoques.

Le début des pneumonies survenant au cours de l'érysipèle est, en général, insidieux. Le frisson et le point de côté manquent souvent. L'apparition d'une dyspnée progressive, de la toux ou d'une expectoration muco-purulente, l'aggravation des symptômes généraux attirent l'attention du côté du thorax. L'auscultation révèle souvent alors un souffle à la partie inférieure ou moyenne du poumon, ainsi que des bouffées très fugaces de râles sous-crépitants ou crépitants fins. L'expectoration rouillée est exceptionnelle; la température oscille entre 39° et 40°, mais souvent la courbe thermique n'est nullement modifiée par la pneumonie intercurrente.

L'évolution de ces pneumonies est presque toujours rapide; elles peuvent aboutir à la guérison en trois jours. En cas d'issue mortelle, la terminaison se fait, en général, du quatrième au cinquième jour par asphyxie, parfois d'une façon foudroyante, comme dans un cas de Roger.

En un mot, la symptomatologie est presque toujours mal dessinée, l'évolution est rapide, irrégulière, et l'issue souvent fatale. Pour surprendre la complication à son début, il faut avoir soin, surtout chez le vieillard, de pratiquer une auscultation quotidienne, alors même qu'aucun symptôme n'attire l'attention sur le poumon.

COMPLICATIONS. — En étudiant le poumon des érysipélateux, nous venons de voir que, le plus souvent, la localisation pulmonaire est le fait d'une complication, résultant soit d'une généralisation anormale du streptocoque dans les vaisseaux sanguins, telle la congestion consécutive à une septicémie, soit d'une infection surajoutée, tels certains foyers pneumoniques ou broncho-pneumoniques. Au cours ou au déclin de l'érysipèle, on peut également observer sur les viscères ou les différents tissus des complications résultant soit d'un apport anormal du streptocoque ou de ses toxines, soit d'infections secondaires. Nous allons étudier les plus importantes de ces complications.

Complications cardiaques et vasculaires. — Jaccoud, le premier, en 1870, a signalé les complications cardiaques de l'érysipèle et souvent, dans ses *Cliniques*, il est revenu sur leur étude. En 1874,

Sevestre leur consacra sa thèse, devenue classique. Les lésions portent sur l'endocarde, le péricarde ou le myocarde.

Endocardite. — C'est de beaucoup la complication la plus importante. On doit en distinguer deux variétés : l'une, la plus fréquente, comparable à l'endocardite rhumatismale ; l'autre, mortelle, dont les lésions sont celles de l'endocardite végétante infectieuse.

La première, d'après Jaccoud, se localise d'habitude à l'orifice mitral et s'accompagne de péricardite sèche. Dans un cas, cependant, Jaccoud a constaté un souffle systolique au foyer aortique survenant au cours d'un érysipèle bénin (1). Pour caractériser cette endocardite, l'auscultation n'est pas tout. Combien peuvent être fréquents en effet, au cours de l'érysipèle, les souffles anémiques, fébriles, sans compter les souffles attribuables à la péricardite, voire même à la myocardite. Il y a d'autres éléments d'appréciation que Jaccoud a résumés de la sorte : « Je n'impute à une endocardite récente que le souffle qui répond aux conditions suivantes : il est systolique à la pointe ; il naît dans le cours d'un érysipèle ou quelques heures avant ; il est indépendant du degré thermique de la fièvre à laquelle il peut survivre ; il survient chez un malade qui n'a jamais été affecté de rhumatisme articulaire ou d'inflammation pleuro-pulmonaire ; il survient au cours d'un érysipèle qui n'est pas actuellement compliqué de pleurésie ou de pneumonie. »

Cette endocardite, qui guérit ordinairement sans laisser de traces, peut passer à l'état chronique. Dans un travail récent, Galliard (2) dit n'avoir trouvé qu'une endocardite spécifique évidente sur 350 érysipélateux. C'est là une série particulièrement heureuse, et, d'une façon générale, le cœur est bien plus fréquemment touché.

La forme végétante est identique à celle de la pyohémie ou de l'infection puerpérale. Cliniquement, elle évolue presque toujours à bas bruit et n'est en général qu'une trouvaille d'autopsie. Son existence est nettement établie par les faits de Tatschek, Dalché, Lenté et Jaccoud. La présence des streptocoques au niveau des végétations endocardiques a été constatée pour la première fois par Achalme dans deux cas du service de Jaccoud.

Nous avons pu, F. Bezançon et moi (3), reproduire expérimentalement cette endocardite végétante expérimentale en nous plaçant dans toutes les conditions de la clinique. Un streptocoque introduit sous la peau de l'oreille d'un lapin avait déterminé un érysipèle qui, au bout de quelques jours, était entré en voie de guérison. L'animal semblait rétabli lorsque, treize jours après son inoculation, il fut repris de fièvre et mourut en trois jours. Le cœur était très augmenté

(1) Jaccoud. Clinique de la Pitié, 1885.
(2) Galliard, L'érysipèle de la face et le cœur (*Méd. mod.*, p. 179, 1894).
(3) F. Widal et F. Bezançon, *Soc. méd. des hôp.*, 20 avril 1894.

de volume et sur la mitrale existait une végétation grosse comme un pois, contenant du streptocoque à l'état de pureté.

La pathogénie de l'endocardite simple est loin d'être aussi nettement élucidée. Est-elle de nature parasitaire? est-elle de nature toxique? Il faut attendre de nouvelles recherches avant de se prononcer. Dans deux cas bien nets d'endocardite mitrale, Achalme a cherché vainement le streptocoque dans le sang.

PÉRICARDITE. — Elle coïncide souvent avec l'endocardite, quelquefois avec une pleurésie, et la propagation se fait sans doute par les lymphatiques.

Elle est sèche et alors bénigne et transitoire ou avec épanchement séreux ou séro-purulent, et dans ce dernier cas elle est beaucoup plus grave et produite par une infection générale de l'organisme.

La péricardite sèche, dont l'existence a été nettement établie par Jaccoud et Sevestre, se caractérise par un frottement souvent difficile à dégager du souffle endocardique concomitant. Lorsque la péricardite a été nettement reconnue, il faut, avant de se prononcer sur sa nature érysipélateuse, avoir soin d'éliminer toutes les causes antérieures, telles que le rhumatisme ou le brightisme.

Bien que la péricardite sèche soit rarement trouvée à l'autopsie, il en existe au moins trois constatations anatomiques de Sevestre, de Durozier et d'Achalme. Ce dernier observateur a trouvé le streptocoque, en abondance, dans les vaisseaux sanguins de la séreuse.

Dans la péricardite avec épanchement, les feuillets de la séreuse sont souvent recouverts d'une épaisse pseudo-membrane fibrineuse. Le liquide contient des streptocoques à l'état libre ou inclus dans les leucocytes.

Chez le cobaye, on observe souvent une péricardite avec épanchement séreux, après inoculation du streptocoque.

MYOCARDITE. — Elle est exceptionnelle. Le myocarde n'est pas sensible à l'action du streptocoque, comme à celle des agents pathogènes de la fièvre typhoïde, de la diphtérie ou de la variole. Lorsque la myocardite existe, elle est liée, en général, à l'existence d'une endocardite ou d'une péricardite fibrino-purulente et sa propagation se ferait alors par les interstices conjonctifs du muscle. La symptomatologie se confond donc le plus souvent avec celle de l'endocardite ou de la péricardite. Bien peu de signes permettent de l'affirmer cliniquement. L'embryocardie est un symptôme rare et la mort peut survenir rapidement par parésie cardiaque, après un simple affaiblissement du pouls et des tendances à la syncope.

En résumé, l'érysipélateux ne meurt qu'exceptionnellement par le cœur, et si l'état de cet organe doit être toujours recherché avec attention, c'est surtout par intérêt nosographique.

ALTÉRATIONS DES VAISSEAUX SANGUINS. — Elles sont tout à fait exceptionnelles.

L'artérite décrite par Ponfick, au niveau de gros vaisseaux tels que l'aorte et l'hexagone de Willis, n'a jamais été retrouvée par les auteurs qui l'ont cherchée dans la suite.

De petits infarctus peuvent se former, notamment dans le rein, par le fait d'embolies microbiennes venant oblitérer de petits vaisseaux afférents. De gros troncs artériels pourraient même être oblitérés de la sorte, comme en témoigne un fait de Tatschek.

Une veine voisine d'une plaque d'érysipèle peut s'enflammer par propagation, telle la phlébite des sinus consécutive à une inflammation de la veine frontale, comme Hayem en a rapporté une observation, mais, d'une façon générale, les phlébites sont rares au cours de l'érysipèle. Si elles sont plus fréquentes dans d'autres infections à streptocoques, telle que l'infection puerpérale, le fait ne doit pas nous surprendre. Dans ces diverses infections, le streptocoque se généralise fréquemment dans le sang, ce qui est exceptionnel au cours de l'érysipèle. Achalme rapporte pourtant, dans sa thèse, deux cas de *phlegmatia alba dolens* du membre inférieur, à la suite d'érysipèles de la face très graves, mais tous deux terminés par guérison.

Complications hépatiques. — Cliniquement, les lésions du foie au cours de l'érysipèle se traduisent par fort peu de symptômes. L'ictère est un phénomène rare et trahit en général un état grave. Il est dû peut-être, dans certains cas, à une infection microbienne intestinale avec angiocholite.

L'étude des altérations histologiques du foie des érysipélateux n'est pas sans intérêt.

Il faut distinguer les lésions résultant d'une intoxication par les toxines et les lésions résultant de l'action directe du streptocoque. Souvent les deux ordres de lésions sont combinés.

La dégénérescence granulo-graisseuse de la cellule hépatique est le degré extrême de la lésion produite par les toxines et ne s'observe que dans les cas d'érysipèle à longue durée. Lorsque la marche a été rapide, les cellules hépatiques présentent une tuméfaction trouble dans leur totalité. Autour de l'espace porte apparaît une zone de dégénérescence graisseuse s'anastomosant d'espace porte à espace porte voisin, si bien qu'en dernière analyse le foie est divisé en lobules parfaitement circonscrits à l'œil nu et ayant pour centre une veine sus-hépatique. Autour de la veine sus-hépatique n'apparaît qu'une mince couronne de cellules en dégénérescence. Cette disposition, observée par Achalme dans le foie érysipélateux, est celle que nous avions observée dans le foie des puerpérales, et que l'on trouve d'ailleurs dans beaucoup de foies infectieux.

Lorsque le streptocoque agit directement sur le foie, il est disséminé surtout dans les capillaires sanguins qui avoisinent les veinules sus-hépatiques, et l'organe présente alternativement des zones anémiques et congestionnées, parfois presque hémorragiques.

Mosny a observé dans un foie érysipélateux la lésion décrite par Kelsch et Kiener sous le nom d'*évolution nodulaire*.

Lorsque l'érysipèle se termine par pyohémie, ce qui est rare, on peut observer dans le parenchyme hépatique de petits abcès miliaires.

Une lésion hépatique préexistante influe sur la marche clinique de l'érysipèle. Cette influence est d'autant plus mauvaise que la cellule hépatique est plus altérée (1).

Complications rénales. — Nous avons déjà décrit les caractères que présentait l'urine au cours d'une attaque d'érysipèle normal. Nous avons insisté sur la fréquence de l'albuminurie passagère, sur la rareté du passage du streptocoque.

Dans les cas graves terminés par septicémie, on peut observer le tableau de la néphrite hémorragique et le passage presque constant du streptocoque dans les urines. Le dépôt urinaire contient des hématies et des cylindres hyalins ; les urines sont albumineuses et rares. Cette néphrite peut se traduire simplement par de l'anurie.

Il est des cas où, sous le coup d'érysipèles à répétition, se manifestent brusquement tous les symptômes d'une néphrite aiguë, avec œdèmes généralisés et phénomènes urémiques (cas de Hirtz et Widal).

L'érysipèle peut être encore le point de départ d'une néphrite chronique avec sclérose. Le premier malade chez qui nous avons pu mettre hors de doute avec Lemierre (2) l'action du sel ingéré sur la production de l'œdème brightique était précisément un sujet atteint de néphrite aiguë, à la suite d'érysipèle à répétition.

A l'albuminurie précoce et transitoire correspondent des lésions purement congestives.

Lorsque la mort est survenue après un érysipèle intense et de longue durée, le rein présente des lésions de néphrite diffuse, caractérisées par des phénomènes de congestion, de diapédèse, de dégénérescence. Le rein est alors celui de l'infection puerpérale, gros, mou, à substance corticale jaunâtre et bigarrée de rouge. Les lésions épithéliales sont très marquées, surtout au niveau du labyrinthe. Le protoplasma des épithéliums des tubuli est granuleux, contient des globules colloïdes et le noyau ne prend plus les matières colorantes. Les lésions conjonctives sont au second plan et se bornent à une infiltration du tissu interstitiel par les cellules embryonnaires. Parfois les cellules de revêtement du glomérule se sont multipliées, des globules blancs et rouges sont disséminés dans l'intérieur de la capsule et il y a une véritable endo-capsulite.

(1 Bridiers de Villemon, De l'érysipèle dans les maladies du foie. Thèse de Paris. 1894.

(2 Widal et Lemierre. Pathogénie de certains œdèmes brightiques, action du chlorure de sodium ingéré 'Soc. méd. des hôp.. 12 juin 1903 .

Dans les cas où s'étaient déclarés pendant la vie des symptômes de néphrite hémorragique, les reins sont gros, rouges, ecchymotiques, et peuvent être farcis d'infarctus.

Au microscope, les vaisseaux sont dilatés, parfois déchirés, donnant issue aux globules rouges qui viennent infiltrer le tissu intertubulaire ou distendre le glomérule. Cette hémorragie intracapsulaire nous explique le passage des globules et des microbes dans les urines. Les cellules épithéliales sont en dégénérescence légère et celles de la capsule sont parfois desquamées et mélangées aux leucocytes et aux globules rouges. Ces altérations rénales sont celles que l'on observe chez les lapins inoculés dans les veines de l'oreille avec un streptocoque très virulent.

Dans ce type de néphrite hémorragique, on trouve parfois des streptocoques en très grande abondance dans les capillaires rénaux, mais dans le type de néphrite diffuse, qui est le plus fréquent, on ne trouve souvent que de rares chaînettes disséminées dans les reins.

La pathogénie de la néphrite érysipélateuse est de tous points comparable à celle des autres néphrites à streptocoques, si fréquentes qu'on les retrouve à chaque pas en pathologie rénale. On conçoit donc tout l'intérêt qui s'attache à l'étude de cette pathogénie. On a longtemps discuté sur le rôle joué par le microbe ou ses toxines. Un fait que nous avons observé récemment nous permet de soutenir : 1° que le streptocoque, par action directe, ne peut déterminer au niveau du rein que la congestion ; 2° que les lésions inflammatoires et dégénératives caractéristiques de la néphrite sont dues aux toxines sécrétées par le microbe.

Chez un nouveau-né mort deux jours après sa naissance, nous avons vu une septicémie à streptocoques se généraliser par la voie sanguine, avec toute la rigueur d'un fait expérimental. La mère, atteinte d'infection généralisée à streptocoques peu de temps avant l'accouchement, avait transmis à cet enfant, par la veine ombilicale, une injection massive de streptocoques. Tous les vaisseaux sanguins, petits et grands, du rein de l'enfant étaient très congestionnés et gorgés de globules rouges. Les streptocoques bourraient les capillaires glomérulaires et péritubulaires, au point de les mettre en évidence, comme ne l'aurait pas mieux fait la plus fine injection colorante. Ni dans les capsules de Bowman, ni dans l'aire des tubes droits ou contournés, l'examen le plus minutieux ne permit de déceler le moindre streptocoque. Ce microbe était visible seulement dans l'intérieur des vaisseaux. Tous les éléments cellulaires du rein étaient sains, les cellules glomérulaires, celles de la capsule de Bowman, l'épithélium des tubes droits et contournés étaient en parfaite intégrité. Les streptocoques qui gorgeaient le rein depuis au moins deux jours n'avaient donc su produire que la congestion, et, en raison de l'intégrité des tissus, n'avaient pu franchir la voie vasculaire, pour pénétrer les tubes d'excrétion.

En un mot, le rein de ce nouveau-né présentait exactement les lésions classiques du rein charbonneux décrites par Straus.

Lorsqu'une maladie à streptocoques, telle que l'érisypèle ou l'infection puerpérale, a duré longtemps, le rein présente les lésions histologiques diffuses que nous avons décrites, et les streptocoques y sont rares. Dans ce cas, seules les toxines, sans cesse éliminées, ont pu déterminer des lésions inflammatoires et dégénératives.

Complications nerveuses. — Le délire, nous l'avons vu, n'est en général qu'un symptôme résultant vraisemblablement de l'action des toxines sur les centres; il en est de même des convulsions. Souvent le délire dépend de l'alcoolisme, mais il ne relève qu'exceptionnellement d'une méningite, contrairement à l'opinion des anciens. Dans les cas rares où la méningite a été constatée anatomiquement, le streptocoque n'a pas été retrouvé à l'état de pureté au niveau de la séreuse. Dans trois cas où il a observé des exsudats méningés fibrino-purulents, chez des malades morts d'érysipèle avec délire, Roger a toujours retiré de ces dépôts le pneumocoque seul ou associé au streptocoque. Au cours de l'érysipèle de la face ou du cuir chevelu, le streptocoque n'a donc aucune tendance à se localiser sur les méninges.

L'érysipèle peut-il, à plus ou moins longue échéance, déterminer, chez l'homme, des accidents paralytiques semblables à ceux que l'on observe parfois à la suite d'un érysipèle expérimental? Chantemesse (1) a vu, chez une femme, survenir des phénomènes paraplégiques sans cause occasionnelle appréciable, un an après la guérison d'un érysipèle de la face. Bien que ce fait soit encore isolé, les données expérimentales nous invitent désormais à rechercher l'érysipèle dans l'anamnèse des malades atteints de myélite.

Nous avons pratiqué l'examen histologique de la moelle chez deux vieilles femmes mortes (2) d'érysipèle de la face sans avoir présenté de symptômes médullaires. Les grandes cellules multipolaires de la substance grise avaient un aspect granuleux et leurs prolongements étaient tronqués ; c'est là, il est vrai, un aspect que l'on trouve souvent dans la moelle des vieillards. Par contre, une lésion spéciale était celle présentée par les petits vaisseaux, qui étaient congestionnés, remplis de leucocytes et entourés sur certains points d'une diapédèse leucocytique abondante. Ces altérations légères doivent, en général, se réparer rapidement au moment de la convalescence, mais peut-être dans certains cas peuvent-elles avec le temps aboutir aux dégénérescences et à la sclérose.

<hr>

(1 Chantemesse, *Soc. méd. des hôp.*, 25 janvier 1895, p. 71.
(2) F. Widal et F. Bezançon. Examen de deux moelles d'érysipélateux *Soc. méd. des hôp.*, 25 janvier 1895.

Deux observations anciennes dues à Gubler et à Vigla prouvent que l'érysipèle peut laisser à sa suite des troubles ataxiques. Paulet (1) a recueilli dans le service de Grasset un cas très concluant de pseudo-tabes immédiatement consécutif à un érysipèle de la face. Le syndrome s'accompagnait de réaction de dégénérescence et sans doute était dû à des névrites périphériques. Grasset a publié une intéressante observation de paralysie symétrique post-érysipélateuse du tibial antérieur (2).

Complications articulaires. — Sans être très fréquentes, les manifestations articulaires ne font pas défaut au cours ou au déclin de l'érysipèle. On peut en distinguer deux variétés bien distinctes :

Les arthrites de la première variété, causées par le streptocoque, sont suppurées et par conséquent graves ; elles peuvent siéger à une plus ou moins grande distance de la plaque, restent fixées sur la jointure primitivement atteinte et résistent au salicylate de soude.

Les arthrites de la seconde variété frappent successivement de nombreuses jointures et leur symptomatologie est celle de la polyarthrite rhumatismale. Elles apparaissent pendant la convalescence, au moment de la desquamation, peuvent se compliquer de lésions cardiaques et cèdent en peu de temps au salicylate de soude. Richardière (3), qui les a bien étudiées, n'hésite pas à les mettre sous la dépendance du rhumatisme articulaire aigu, qui pourrait éclater à l'occasion d'un érysipèle, comme à la suite d'un refroidissement. Le Gendre et Beaussenat (4) sont plus réservés. Pour eux ce réveil du rhumatisme serait au moins exceptionnel et ils rapportent dix cas où l'érysipèle, survenant chez des sujets ayant eu déjà des manifestations articulaires rhumatismales, a évolué sans réveiller la diathèse.

Complications oculaires. — Le phlegmon et la gangrène des paupières peuvent se compliquer de phlegmon de l'orbite, avec phlébite des sinus. L'érysipèle peut laisser encore à sa suite une kératite ulcéreuse, une dacryocystite, du blépharospasme et même une atrophie du nerf optique, soit par compression, soit par oblitération des vaisseaux nourriciers (5).

PRONOSTIC. — Lorsque l'érysipèle survient chez un individu jeune, bien portant, indemne de toute tare antérieure, les probabilités sont pour la guérison, qui doit s'effectuer vers le neuvième ou le dixième jour au plus tard. Même dans ces conditions, le pronostic peut être déjoué par une complication imprévue portant sur le rein, le cœur, le poumon, ou par l'apparition de symptômes graves adynamiques,

---

(1) Paulet, Du pseudo-tabes post-infectieux. Th. de Montpellier, 1892, p. 41.

(2) Grasset, *Montpellier méd.*, 1892, p. 253.

(3) Richardière, Des arthrites rhumatismales dans l'érysipèle (*Soc. méd. des hôp.*, p. 34, 1893).

(4) Le Gendre et Beaussenat, Érysipèle et arthropathies (*Soc. méd. des hôp.*, p. 47, 1893).

(5) Colle, Des complications oculaires de l'érysipèle. Th. de Bordeaux, 1887.

témoignant le plus souvent d'une septicémie par généralisation du streptocoque. Nous avons vu (page 49) que l'examen bactériologique du sang tiré de la veine ne fournissait pas toujours au pronostic l'appoint que l'on avait espéré.

Dans des circonstances assez rares aujourd'hui, le pronostic peut varier suivant les épidémies. La plus ou moins grande sévérité dépend alors, sans nul doute, de la virulence du streptocoque générateur. Rappelons à ce sujet que nous avons observé, avec Chantemesse, une petite épidémie de cinq érysipèles graves (1).

L'érysipèle est plus dangereux aux âges extrêmes de la vie, chez le nouveau-né et le vieillard.

Les conditions de la porte d'entrée peuvent faire varier le pronostic. Gosselin avait déjà montré que l'érysipèle consécutif à une plaie est plus grave que le spontané.

Les éléments tirés de l'état morbide du sujet au moment où il contracte l'érysipèle sont des plus précieux pour le pronostic. Il faut se rappeler que pour le diabétique, le cardiaque, le rénal, l'hépatique, l'érysipèle est une façon de mourir.

En un mot, toutes les causes de déchéance organique exercent une mauvaise influence sur la maladie. Voilà pourquoi l'érysipèle né à l'hôpital est d'un pronostic plus fâcheux que celui né au dehors, comme le témoigne la statistique des hôpitaux Saint-Thomas et Saint-Barthélemy de Londres pour les années 1881, 1882 et 1883 (2). Si, d'autre part, la mortalité est plus grande dans les hôpitaux civils que dans les hôpitaux militaires (Catrin, Le Gendre), c'est, comme le dit Le Gendre (3), parce que l'armée, recrutée par une sélection spéciale, se compose d'hommes jeunes et robustes.

L'érysipèle survenant chez un typhique, un varioleux, un tuberculeux, agit en tant qu'infection secondaire et assombrit souvent le pronostic. L'érysipèle de la convalescence de la fièvre typhoïde présente moins de gravité.

Érysipèle salutaire. — L'érysipèle peut, dans quelques cas, exercer une influence heureuse sur certains états pathologiques préexistants. Ricord avait exagéré, comme l'a montré Mauriac, son action bienfaisante sur le phagédénisme syphilitique. Bazin, Kaposi, Volkmann ont signalé quelques cas d'atténuation de lupus à la suite d'un érysipèle, mais cette action thérapeutique est loin d'être constante. Quelques rares observateurs ont soutenu qu'un érysipèle pouvait influencer favorablement l'évolution d'une tuberculose pulmonaire. Des faits récemment publiés montrent que cette influence est plutôt néfaste (4).

(1) F. WIDAL, Thèse, loc. cit.
(2) L.-H. PETIT, Union méd., 19 décembre 1883.
(3) LE GENDRE et BEAUSSENAT, Soc. méd. des hôp., 1893. p. 490.
(4) COMBY, Soc. méd. des hôp., 1893, p. 86.

L'action curative de l'érysipèle sur des tumeurs malignes inopérables est aujourd'hui mieux démontrée. Cette action, plus efficace pour les sarcomes que pour les carcinomes, l'est plus encore pour les sarcomes à cellules fusiformes et à cellules mixtes que pour les sarcomes des os ou du périoste. Il répugne à la conscience médicale d'inoculer à des sujets déjà malades une infection dont on ne peut jamais prévoir l'issue, mais, d'après W. Coley (1), l'évolution de l'érysipèle ne serait pas nécessaire pour arrêter la marche des tumeurs. Tout récemment, cet auteur a vanté les bons résultats obtenus par simple injection des toxines d'un érysipélocoque très virulent. Ces toxines, mélangées à celles du *Bacillus prodigiosus*, seraient encore plus efficaces.

S'il faut être encore réservé sur la mise en pratique de ces tentatives, l'érysipèle salutaire n'en reste pas moins une curiosité scientifique. Comment expliquer ses effets curateurs? Certains auteurs ont prétendu que le streptocoque, en s'introduisant directement dans les cellules de nouvelle formation, en amenait la mort. D'autres ont soutenu que ce n'est pas au streptocoque, mais aux leucocytes attirés par lui qu'il fallait rapporter l'honneur de ces cures merveilleuses. Je pense aussi qu'aux leucocytes est dévolu le rôle principal, mais les toxines et non le microbe les attirent sans doute par chimiotaxie positive. Les expériences de Coley ne montrent-elles pas qu'en l'absence du streptocoque les toxines suffisent à déterminer un effet curateur?

DIAGNOSTIC. — L'érysipèle est en général une des maladies les plus faciles à reconnaître et son diagnostic se fait bien souvent à distance. Dans quelques circonstances, l'érysipèle peut simuler à première vue les éruptions les plus diverses, mais un examen attentif suffit presque toujours à dissiper immédiatement l'erreur. Dans quelques cas exceptionnels, cependant, le diagnostic, bien que serré de près, peut rester quelque temps incertain et ne trouver sa solution que dans un examen bactériologique.

L'acide phénique, le sublimé, l'eau sédative, la teinture d'arnica appliqués sur la face, déterminent, suivant la sensibilité individuelle, un érythème plus ou moins intense, mais la peau reste souple et ne présente en aucun point la consistance de la plaque érysipélateuse. L'éruption due au thapsia ou à l'huile de croton propagée à la face par le grattage donne plus facilement le change, mais elle se complique de vésicules purulentes. Dans tous ces cas, les commémoratifs mettent rapidement sur la voie du diagnostic, si l'hésitation subsiste encore après l'examen objectif de la plaque.

L'érythème solaire, ou coup de soleil vulgaire, se reconnaît facilement à son apparition subite après une insolation, à la sensation de

(1) W. Coley (de New-York), Du traitement des tumeurs malignes par les injections de toxine d'érysipèle. Congrès de Washington, mai et juin 1894 (*Sem. méd.*, p. 272).

brûlure qui l'accompagne, à l'envahissement immédiat de tous les points qu'il recouvre.

L'érythème *pernio*, ou engelure localisée aux oreilles et au bout du nez, ne simule que de loin l'érysipèle. Cet érythème s'accompagne toujours d'autres engelures des doigts et des orteils.

La liste serait longue à dresser des affections, telles que l'eczéma rubrum, l'urticaire, l'érythème noueux, la dacryocystite, la simple fluxion dentaire, qui ont pu prêter momentanément aux confusions les plus inattendues avec l'érysipèle. Il n'est pas jusqu'à la variole et même le zona de la face qui n'aient été confondus avec un érysipèle vésiculeux ou bulleux. Il suffit, dans ces cas, de penser à l'érysipèle pour éviter l'erreur.

Par contre, le diagnostic peut être difficile avec deux affections auxquelles on ne pense pas, en raison de leur rareté : l'œdème malin des paupières et la morve aiguë.

Dans l'œdème malin des paupières, la rougeur est moins intense, l'œdème plus mou, les symptômes généraux moins retentissants au début. La recherche de la bactéridie charbonneuse éclairera immédiatement le diagnostic.

La morve aiguë donne au point de pénétration du microbe une réaction inflammatoire dont la ressemblance est si grande avec la plaque érysipélateuse que le plus souvent le médecin commence par croire à cette dernière maladie. La marche de la fièvre, la formation de vésicules, de pustules, de taches gangreneuses, l'apparition du jetage, des arthrites, des collections purulentes disséminées, sont autant de symptômes qui lèvent rapidement les difficultés du diagnostic.

Les anciens se livraient à des dissertations sans fin sur la nature des érysipèles scrofuleux, variqueux ou menstruels, dont la symptomatologie est souvent si effacée. Beaucoup les considéraient comme de faux érysipèles ressortissant le plus souvent de l'érythème. La bactériologie a tranché le différend en décelant dans ces cas des streptocoques virulents. Le pseudo-érysipèle intermittent, que l'on observe parfois dans la malaria, n'a peut-être rien à faire avec l'érysipèle. Des recherches bactériologiques pourront seules renseigner sur ce point de nosographie.

La difficulté du diagnostic avec l'angioleucite, surtout celle des membres, a été signalée de tous temps. L'angioleucite des troncs procède par traînées rouges nettement apparentes, suivant le trajet des gros lymphatiques. La plaque d'angioleucite réticulaire est d'un rouge plus vif ; elle diffuse à la périphérie et ne s'arrête pas par un bourrelet circonférenciel ; elle est moins dure au toucher, ne donne pas une sensation d'infiltration, comme la plaque d'érysipèle, enfin elle est rare à la face. La difficulté est d'autant plus grande que parfois l'angioleucite est compliquée d'érysipèle. La présence du streptocoque ne peut trancher la question, puisque ce microbe occasionne la lymphangite aussi bien que l'érysipèle. Dans un cas de lymphangite, nous avons trouvé un streptocoque sans virulence. Il serait à rechercher si ce défaut de virulence est un phénomène constant.

PROPHYLAXIE ET TRAITEMENT. — Prophylaxie. — L'antisepsie a chassé des services de chirurgie bien tenus les épidémies d'érysipèle. Si la contagion de l'érysipèle médical s'exerce d'une façon relativement restreinte, pour être exceptionnelle, elle n'en doit pas moins être vigoureusement combattue. L'isolement des érysipélateux est la meilleure mesure prophylactique à prendre. C'est dans ce but que des services spéciaux d'érysipèle ont été créés à Paris, par les soins de l'Assistance publique. Ces précautions préviendront quelques faits de contagion, mais il ne faut pas espérer qu'elles empêcheront l'érysipèle de se perpétuer. Nous avons suffisamment démontré que, dans nos cavités naturelles, nous portons toujours les germes prêts à récupérer leur virulence. Ce fait légitime la prévision imagée de Reclus : « J'ai peur, dit-il, qu'il n'en soit de l'érysipèle comme des pauvres dont parle l'Évangile : nous en aurons toujours avec nous. »

Chez les sujets prédisposés à l'érysipèle de la face, une antisepsie quotidienne et méthodique des cavités buccale et nasale est au moins rationnelle.

Traitement. — L'érysipèle, comme le disait M. Raynaud, est une des maladies qui réalisent le mieux les conditions propres à rendre le jugement difficile en thérapeutique. Son traitement a subi de tous temps l'influence des doctrines thérapeutiques régnantes. On usait des méthodes antiphlogistique, évacuante, révulsive, suivant la mode du jour. Chaque médication a été prônée avec bonne foi. car chacune enregistrait des succès. Pouvait-il en être autrement d'une maladie si fréquemment bénigne et dont les cas avortés sont toujours prêts à embellir toute statistique?

La plupart des médications anciennes sont, de nos jours, abandonnées et leur longue énumération n'aurait guère qu'un intérêt historique.

Si la médication spécifique de l'érysipèle est encore à trouver, les connaissances pathogéniques acquises dans ces dernières années ont du moins fourni au traitement quelques indications rationnelles. Comme la diphtérie ou la pneumonie, l'érysipèle est tout d'abord une maladie locale. C'est dans un foyer dermique localisé, mais extensif, que pullule le microbe spécifique. Les symptômes généraux sont dus, le plus souvent, à la résorption des toxines sécrétées sur place par le streptocoque et quelquefois seulement à la généralisation du microbe dans l'économie. A maladie locale, traitement local : telle est la première indication pathogénique, d'autant plus que, de toutes les maladies localisées, l'érysipèle est la plus accessible, s'offrant de lui-même à notre intervention thérapeutique. A l'intoxication de l'économie, dont le degré varie suivant la virulence du streptocoque, suivant sa généralisation, suivant la manière d'être du malade, doit être opposé un traitement général. Analysons d'abord les diverses méthodes de traitement général ou local basées sur ces indications. De leur étude nous essayerons ensuite de dégager une ligne de conduite à tenir en présence des diverses formes d'érysipèle.

TRAITEMENT GÉNÉRAL. — La médication tonique s'adresse à toutes les formes légères ou graves. Elle est basée sur l'administration du vin de quinquina *larga manu*, suivant la méthode de Jaccoud. On prescrit depuis le début de la maladie jusqu'à la défervescence 200 à 400 grammes de vin de quinquina par jour.

Dans les formes graves adynamiques typhoïdes, il ressort des différentes discussions qui ont eu lieu, ces dernières années, à la Société des hôpitaux, que les divers traitements internes préconisés sont insuffisants, aussi bien le salicylate de soude que l'acide benzoïque, l'acétaniline, le perchlorure de fer, l'aconitine dont l'emploi peut même être dangereux chez des malades dont le rein est si souvent atteint. Le meilleur traitement est le bain froid, comme le fait ressort des statistiques de Galliard (1), Le Gendre (2), Juhel-Rénoy (3). Le bain froid combat avec avantage le délire, la congestion pulmonaire, la pneumonie, les broncho-pneumonies, les complications cardiaques, et même, d'après Le Gendre, l'albuminurie qui est donc loin d'être une contre-indication. Le bain doit durer quinze minutes et être administré à la température de 18° à 20°. Le nombre maximum des bains prescrits en vingt-quatre heures est de six.

TRAITEMENTS LOCAUX. — Nous ne faisons que signaler rapidement les traitements locaux déjà anciens, aussi violents que peu efficaces, basés sur l'emploi des caustiques, des moxas, des vésicatoires, des sangsues, du fer rouge, des scarifications ou sur l'application de teinture d'iode, de nitrate d'argent, d'essence de térébenthine.

Les principaux traitements préconisés en ces dernières années, dans le but d'atteindre d'une façon systématique le streptocoque au niveau de son foyer primitif, peuvent être divisés en trois groupes, suivant qu'ils sont basés sur l'emploi de l'acide phénique, du sublimé, ou d'un moyen mécanique tel que la compression.

Applications phéniquées. — Dès 1882, Hayem employait un mélange par parties égales d'alcool et d'acide phénique cristallisé dont il entourait la plaque d'érysipèle sur une zone de 2 centimètres 1 centimètre de peau saine et 1 centimètre de peau atteinte). Il importe, dit Hayem, de faire cette peinture avec un pinceau bien exprimé pour éviter les cicatrices.

(1) GALLIARD, *Bull. de la Soc. méd. des hôp.*, 1892.
(2) LE GENDRE, *Soc. méd. des hôp.*, 1893, p. 490.
(3) JUHEL-RÉNOY, *Soc. méd. des hôp.*, 1893, p. 495, et H. FAURE-MILLER, Les bains froids dans les formes typhoïdes des maladies infectieuses. Thèse de Paris, 1893.

Kuhnert a employé des scarifications punctiformes du derme avec lavage des incisions par la solution phéniquée à 5 p. 100. Hofmokl a fait usage de compresses phéniquées à 5 ou 10 p. 100, Konsetelke d'huile phéniquée à 10 p. 100. Signalons encore le moyen barbare d'Amici qui cautérise le pourtour de l'érysipèle avec une solution alcoolique d'acide phénique à 100 p. 100 et renouvelle ces cautérisations toutes les deux heures; citons enfin les procédés de Krake et Riedel, de Weber, basés sur l'emploi de scarifications aidées de badigeons phéniqués, de Hueter qui fait des injections phéniquées de 2 centimètres en 2 centimètres autour de la plaque. Certains auteurs, comme Juhel-Rénoy, ont peut-être été un peu sévères pour l'acide phénique; il n'est, en tout cas, déjà plus l'antiseptique de choix.

Applications de sublimé. — Le sublimé, recommandé déjà par Classens en 1887, a été loué par les uns, rejeté par les autres. On l'a accusé de déterminer par pulvérisations de vives cuissons, des phlyctènes, voire même des pigmentations et des cicatrices permanentes, et cela souvent sans résultat thérapeutique. Talamon a défendu à plusieurs reprises la méthode dont il a été l'initiateur. Pour lui, les insuccès s'expliquent par une application incomplète ou défectueuse du procédé. Employées dès la première apparition de l'érysipèle avec une énergie suffisante et une technique appropriée (1), les pulvérisations de sublimé peuvent, dit-il, dans un certain nombre de cas, arrêter net l'évolution de la maladie, et, dans les formes graves d'emblée, si elles ne réussissent pas à faire avorter complètement le mal, elles rendent moins extensive ou moins profonde chaque poussée dermique nouvelle.

Traitement mécanique ou compressif. — Divers agents compresseurs, tels que le papier vernissé (Barwell), le diachylon (Wolfler), le collodion (Robert de Latour, Vidal, Bourdon) ont été essayés sans grand succès à différentes époques. La traumaticine à l'ichtyol, préconisée par Juhel-Rénoy, a semblé réunir certains avantages. En expérimentant l'ichtyol, vanté par S. Klein et Unna, et considéré en Allemagne comme un véritable spécifique de l'érysipèle, Juhel-Rénoy n'avait pu constater sur ses malades les succès annoncés. Ayant reconnu par contre que l'ichtyol soulageait et empêchait les infections secondaires, il eut l'idée d'associer cet antiseptique à un agent compressif, et pour cela unit à parties égales l'ichtyol à la traumaticine, substance composée de 10 parties de gutta-percha dissoutes dans 90 parties de chloroforme. Ce mélange est sirupeux et s'étend facilement avec un pinceau; son application est cuisante durant quelques minutes, mais nullement irritante, et doit être faite, d'après Juhel-Rénoy, de la façon suivante : On circonscrit par un badigeon, large de 3 à 4 centimètres, le bourrelet érysipélateux et les tissus sains; il faut s'assurer que, partout, la bande de traumaticine a la même épais-

(1) Voy. la technique de Talamon, dans les *Bull. de la Soc. méd. des hôp.*, p. 500. 1892.

seur; il faut la renouveler trois ou quatre fois par jour, car elle s'éraille et se casse, et il ne faut cesser l'application que lorsqu'il y a au moins quarante-huit heures que tout processus local est éteint. D'après Juhel-Rénoy, ces applications de traumaticine à l'ichtyol arrêteraient l'érysipèle en moins de deux jours, 50 à 60 fois sur 100 environ.

CONCLUSION. — Quel choix faire parmi les nombreux moyens proposés, dont plusieurs sont sans doute efficaces, mais dont aucun n'est infaillible? Quelle conduite thérapeutique tenir en face des modalités cliniques si diverses présentées par l'érysipèle?

Lorsqu'un érysipèle survient suivant le type bénin chez un individu jeune, bien portant, sans tare antérieure, la meilleure indication nous paraît être de masquer l'expectative par le traitement symptomatique tel que l'entendait Trousseau. Il consiste à combattre la constipation ou l'état gastrique par un purgatif ou un vomitif léger, une fièvre trop vive par la quinine, la faiblesse générale par le quinquina à haute dose, l'albuminurie par le régime lacté, le délire alcoolique par la potion de Todd et l'opium, l'ardeur de la plaque par l'application de compresses de sureau ou de vaseline boriquée.

Par contre, si l'érysipèle éclate sur un mauvais terrain, chez un débilité, un cachectique, un diathésique, un brightique, si la plaque est très étendue et se propage rapidement, il faut essayer sans tarder d'arrêter l'évolution du mal par un traitement local. Les deux procédés les plus recommandables à l'heure actuelle sont ceux de Talamon et de Juhel-Rénoy. L'inconvénient du procédé de Talamon réside dans la délicatesse du manuel opératoire. Il y a pour son application un tour de main à acquérir, si l'on veut épargner au malade des cicatrices et des pigmentations indélébiles, tandis que le procédé de Juhel-Rénoy paraît tout aussi efficace et, en tout cas, du premier coup à la portée de tous.

Lorsque l'érysipèle revêt la forme grave adynamique ou typhoïde, la balnéation s'impose et doit être appliquée suivant les procédés indiqués.

Nous avons rapporté pages 21 et 22 toutes les tentatives faites dans le but d'instituer une sérothérapie antistreptococcique et nous avons fait ressortir tout l'intérêt que comporte son étude. Rappelons en terminant que, tout en cherchant à s'inspirer des indications, le médecin ne doit pas oublier que, dans nombre de cas, l'érysipèle ne demande qu'à guérir tout seul.

STAPHYLOCOCCIE

PAR

J. COURMONT

Professeur à la Faculté de médecine de Lyon,
Médecin des hôpitaux.

I. LE MICROBE : STAPHYLOCOQUE PYOGÈNE. — Le *staphylocoque pyogène* est un coccus dont le nom rappelle l'arrangement en grappes des éléments et les effets pyogènes. Les auteurs en décrivent trois espèces principales : le *doré*, le *blanc* et le *citrin*. Rodet et J. Courmont (1), au contraire, font du staphylocoque pyogène une espèce unique et bien définie, comprenant plusieurs variétés se distinguant uniquement par leur pouvoir chromogène. Lannelongue et Achard ont combattu cette opinion, que Netter, Besson, etc., ont adoptée, avec la grande majorité des bactériologistes.

Neisser a même montré que les leucocidines sécrétées par les variétés blanche et dorée sont identiques.

Ce microbe, vu par Lücke, Klebs, Eberth, cultivé pour la première fois par Pasteur (1880), puis par Ogston, Becker sur les milieux solides, fut décrit avec soin et baptisé par Rosenbach. Grâce aux travaux de F. Krause, de Passet, de Rodet, de J. Courmont et de bien d'autres que nous citerons ultérieurement, le staphylocoque pyogène est un des microbes les mieux étudiés.

Habitat. — Le staphylocoque pyogène est très répandu dans la nature. Il existe dans l'air, dans les eaux (où il peut vivre longtemps ; J. Courmont), sur le sol, dans les poussières. On le trouve chez l'homme sain, à la surface de la peau, sur les muqueuses, dans le tube digestif (Gessner, Dupré), dans la bile (17 fois sur 42, Letienne), etc. Exemple : quand on cultive le sang de la pulpe du doigt après piqûre à la lancette, on a presque fatalement des cultures contaminées par du staphylocoque (souvent blanc et, il est vrai, non liquéfiant). On peut dire qu'il nous assiège (Eiselberg, Pawlowsky, Emmerich, Ullmann, etc.).

Décrivons la variété la plus commune et la plus virulente : le *staphylocoque pyogène doré*.

______

(1) Rodet et J. Courmont, *Soc. de biol.*, 19 avril 1890, et J. Courmont, *Ibid.*, 28 juillet 1890.

Isolement. — On inocule dans le sang d'un lapin et on cultive le sang du cœur (après la mort) en bouillon, qu'on peut éprouver ensuite sur plaques de gélatine.

Cultures. — Ce microbe se développe bien sur tous les milieux employés dans les laboratoires à des températures variant de $+ 10°$ à $+ 40°$ et même à $+ 44°$. Il est aérobie facultatif, végétant à l'air et dans le vide. Sa vitalité et sa virulence varient avec la plus grande facilité suivant les milieux nutritifs, la température ambiante, etc.

En *bouillon* à $+ 30°$ le staphylocoque se multiplie rapidement en quelques heures. Le trouble est uniforme sans flocons, le plus souvent sans pellicule à la surface ou contre les parois. Au bout de trois ou quatre jours le bouillon s'éclaircit peu à peu, sans jamais reprendre complètement sa limpidité. Il est devenu inapte à la végétation du microbe. Le dépôt est blanc, puis franchement jaunâtre, composé de cocci punctiformes, et dont la virulence s'atténue rapidement; la faculté prolifique se perd au bout d'un ou deux mois. On devra donc, pour le conserver virulent, réensemencer chaque échantillon tous les quatre ou cinq jours. Certains échantillons se conservent mieux.

Il végète agglutiné et atténué dans le *sérum* de lapin immunisé ; il végète normalement dans le sérum neutre (J. Courmont).

Les cultures sur *milieux solides* sont autrement caractéristiques.

Le staphylocoque pyogène *liquéfie la gélatine* (F. Krause, etc.), aussi bien en tubes que sur plaques.

Cette liquéfaction se fait plus ou moins lentement suivant les échantillons ou même peut ne plus s'opérer à la longue ; en tube elle peut n'être complète qu'au bout de plusieurs mois. La colonie est franchement dorée.

Le staphylocoque ne liquéfie pas la *gélose*. Il forme une épaisse culture grumeleuse, d'un jaune orangé brillant, à bords blanchâtres.

Sur *sérum* la culture est également épaisse et jaune d'or.

Le microbe conserve bien plus longtemps sa vitalité et sa virulence sur les milieux précédents qu'en bouillon ; il suffit, pour le conserver, de le réensemencer lorsque le tube de gélatine est totalement liquéfié.

C'est sur la *pomme de terre*, coupée toute cuite, que la coloration est le plus intense; la colonie est épaisse, luxuriante, étendue et d'un jaune d'or très vif.

Le *lait* est rapidement coagulé (F. Krause, etc.), dans les huit jours au minimum qui suivent l'ensemencement, grâce à la production de plusieurs acides, dont l'acide lactique.

Le staphylocoque pyogène favorise le développement des spores du V. septique (Besson), du B. de la pourriture d'hôpital (Vincent) et du B. de l'influenza (Grassberger).

Pouvoir chromogène. — Le staphylocoque pyogène n'a pas toujours la coloration ci-dessus décrite (*aureus* de Rosenbach); il peut être complètement blanc (*albus* de Rosenbach), ou présenter toutes les colorations intermédiaires ; il peut même être citrin (*citreus* de Passet).

On peut empêcher artificiellement le staphylocoque doré de fabriquer sa matière chromogène : en le privant d'oxygène, en additionnant son bouillon d'antipyrine, en l'exposant à la lumière (Gaillard).

Des différences de température, le vieillissement des cultures, des changements chimiques dans le milieu nutritif, etc., ont un retentissement marqué sur l'intensité du pouvoir chromogène ; mais toutes ces modifications ne sont que temporaires et, dès que le microbe est replacé dans des conditions normales, il reprend sa coloration.

Rodet et J. Courmont (1) ont vu un staphylocoque doré perdre complètement son pouvoir chromogène, c'est-à-dire se transformer définitivement en staphylocoque blanc pour toutes les générations ultérieures. Netter a vu un staphylocoque blanc redevenir doré. Le pouvoir chromogène est donc un des caractères les plus variables du staphylocoque pyogène (2) et ne peut servir à distinguer des espèces.

Un fait prouve bien que le pouvoir chromogène ne doit pas servir à différencier les espèces, à peine les races. Lorsqu'on fait des cultures d'isolement avec un pus à staphylocoques, on observe presque toujours un mélange de colonies dont les teintes vont du jaune-orange au blanc avec tous les intermédiaires ; il faudrait donc admettre que tous ces pus sont mixtes, à associations microbiennes ; il est plus logique de penser que les différents individus contenus dans le pus, et provenant tous d'une même souche, ont un pouvoir chromogène individuellement variable.

Aspect microscopique. — Le staphylocoque pyogène est un microbe à morphologie très fixe.

Il est constitué par un coccus, absolument sphérique, mesurant 0,9 μ à 1,2 μ de diamètre ; très petit dans les cultures anciennes, très gros lorsqu'on le cultive aux températures maxima. L'arrangement de ces éléments est caractéristique ; ils sont isolés, par deux, par trois, tout au plus par quatre ou cinq, disposés en chaînette; ils forment des amas irréguliers qu'on a comparés à des grappes de raisin, d'où le nom générique de *staphylocoques* (fig. 12). On n'observe jamais de longs strepto-

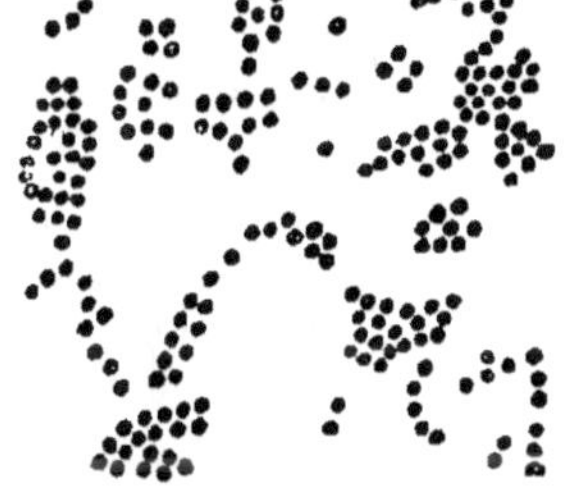

Fig. 12. — Culture en bouillon de *Staphylococcus pyogenes aureus*, vue à un très fort grossissement.

coques ni de disposition constante en diplocoques ou en tétragènes ; c'est un mélange confus de tous les groupements possibles.

---

(1) Rodet et J. Courmont, *loc. cit.*
(2) Voy. les travaux sur la perte de la fonction chromogène : Bacille pyocyanique (Wasserzug), *Micrococcus prodigiosus* (Schottelius).

Il est immobile et ne fait pas de spores.

Le staphylocoque pyogène se colore facilement par les couleurs d'aniline et ne se décolore pas par la méthode de Gram ; aussi sa recherche dans les liquides et les coupes de tissus est-elle très facile.

Résistance aux agents de destruction. — La limite de température à laquelle végète une culture en bouillon est environ $+ 40°$; on obtient même des cultures (atténuées, il est vrai, et à gros éléments) à $+ 43°$ et $+ 44°$, en réensemençant fréquemment à cette température un microbe puisé dans une culture très jeune. Cependant la résistance du staphylocoque pyogène à la chaleur est en somme faible.

La durée et l'intensité du chauffage, nécessaires pour détruire la vitalité du microbe, varient suivant l'âge de la culture, la plus âgée étant la plus facile à stériliser. Voici quelques chiffres dus à Rodet : $41°$ pendant deux jours et $45°$ pendant vingt-quatre heures ne tuent pas le staphylocoque. Il ne résiste pas, au contraire, à $44°$ pendant cinq jours, $50°$ pendant deux jours, $72°$ pendant 1^h35^m et $80°$ pendant 1^h15^m.

La lumière solaire (Gaillard) et électrique (Chmelewsky) diminuent rapidement sa virulence et altèrent son pouvoir chromogène.

Prochownick et Spaeth prétendent que le staphylocoque pyogène est détruit en un quart d'heure au pôle positif d'un courant galvanique de 60 à 80 milliampères, grâce au dégagement du chlore provenant de la décomposition du chlorure de sodium.

Un séjour de vingt-cinq à cinquante jours dans l'eau distillée tue le staphylocoque (Curt Braem, Bolton). J. Courmont l'a vu, au contraire, vivre des mois dans ces conditions.

Tarnier et Vignal ont étudié avec soin l'action des antiseptiques. Il faut, pour détruire le staphylocoque, un séjour de deux minutes dans une solution de bichlorure à 1/1000, neuf minutes dans une solution de biiodure à 1 1000, etc. Les antiseptiques les plus pratiques seraient le bichlorure de mercure, l'acide phénique, le sulfate de cuivre et le biiodure de mercure. L'iode à 1/10000 et le thymol à 1/5000 détruisent le microbe ; l'iodoforme n'a pas d'influence (Martens, Kunz, etc.). Si on ajoute au bouillon de la pyoctanine, dans la proportion de 1 5000, le microbe périt en une demi-heure (Liebreich et Oskor). Il ne se développe pas dans un bouillon contenant 1/2000 d'acide chlorhydrique (Vignal). Enfin, pour Sabrazès et Bazin, une pression de 90 atmosphères n'influence ni sa végétabilité ni sa virulence ; les extraits orchitiques le tuent en trois jours.

Rodet 1905) a étudié la valeur antiseptique du savon commun sur le staphylocoque ; elle est assez faible : il faut une solution minima de 5 p. 100 pour obtenir une action destructive, même incomplète.

C'est en expérimentant avec le staphylocoque pyogène doré et quelques autres microbes que Bouchard a calculé l'équivalent antiseptique d'un grand nombre de substances médicamenteuses.

Virulence. — Rien n'est variable comme la virulence du staphylocoque pyogène. Il peut même arriver qu'une première culture, provenant directement d'un abcès ou d'un foyer d'ostéomyélite, soit absolument inactive. En général, une première culture âgée de quarante-huit heures tue le lapin, dans le sang, à 0ᶜᶜ,5 ou 1 centimètre cube. Les variétés citrine et blanche sont, le plus souvent, moins virulentes.

Le vieillissement atténue rapidement ; il faut réensemencer fréquemment. Parfois, une très vieille culture peut être restée virulente.

On exalte artificiellement la virulence par passages successifs sur le lapin.

Agglutination. — Le staphylocoque végète agglutiné dans le sérum de lapin immunisé. Le sérum des malades atteints de staphylococcie n'agglutine pas. Cependant Giani a vu le sang d'une ostéomyélite agglutiner à 1 100. J. Nicolas et Lesieur ont vu que le sérum d'une chèvre immunisée agglutine le staphylocoque qui a servi à vacciner et, d'une façon variable, les autres échantillons. L'infection aiguë ne rend pas le sérum agglutinant ; c'est donc le même résultat négatif que pour l'infection aiguë clinique.

Caractères bio-chimiques. — Il produit des acides gras aux dépens des matières sucrées ; il transforme la lactose en acide lactique ; il produit les acides acétique, valérianique, butyrique et propionique. Il donne un peu d'indol.

Produits solubles. — Le staphylocoque pyogène fabrique, dans ses bouillons de culture, des substances solubles multiples. Si leur individualité chimique est encore très mal connue, on peut les distinguer par leurs propriétés physiologiques (pathogènes, toxiques, etc.).

A. PYOGÈNES (Christmas). — Suivant le sillon tracé par Arloing, qui venait d'isoler une diastase fabriquée par un bacille isolé des lésions péripneumoniques, Christmas a montré que la culture du staphylocoque, stérilisée à 100° ou filtrée, était pyogène, et que cette propriété était due à une substance précipitable par l'alcool.

Leber avait cru isoler des cultures du staphylocoque une substance analogue aux alcaloïdes et pouvant entraîner la suppuration. Ce n'était pas une toxine du staphylocoque.

B. PRÉDISPOSANTS (Rodet et J. Courmont) (1). — Dans le discours de Berlin, Bouchard classait déjà le staphylocoque parmi les microbes qui fabriquent des produits favorisants, c'est-à-dire à action adjuvante immédiate, toxique par paralysie du système vaso-dilatateur. Rodet et J. Courmont ont étendu au staphylocoque la découverte (de J. Courmont) de produits solubles *prédisposants*, c'est-à-dire modifiant

---

(1) RODET et J. COURMONT, *Soc. de biol.*, 21 mars 1891.

l'organisme au bout de quelques jours et d'une façon durable dans un sens favorable à l'infection. Il suffit, pour les mettre en relief, de filtrer une culture en bouillon (infusion salée de viande de veau sans addition de peptone) sur porcelaine à 2 ou 3 atmosphères. L'âge de la culture importe peu ; le liquide résultant de la filtration perd ses propriétés toxiques en vieillissant, mais non son pouvoir prédisposant.

L'injection au lapin peut se faire en même temps que celle du microbe; la suppuration est alors légèrement favorisée. Les effets les plus remarquables s'obtiennent en imprégnant d'abord l'organisme du lapin par la voie sanguine avec le liquide filtré et en inoculant le microbe longtemps après (trois mois et certainement beaucoup plus). L'infection prend alors une marche suraiguë et ses lésions peuvent apparaître avec un virus trop atténué pour en produire sur un lapin neuf.

Les substances prédisposantes sont *solubles dans l'alcool* (1) ; on obtient les mêmes effets avec l'extrait alcoolique qu'avec le liquide total.

Le mécanisme de la prédisposition réside dans les propriétés *microbiophiles* qu'acquiert le sérum des lapins injectés avec ces substances (J. Courmont) (2).

C. Vaccinants (Rodet et J. Courmont) (3). — Le staphylocoque offre cette particularité très intéressante, et dont les conséquences sont faciles à deviner, de fabriquer simultanément, dans ses bouillons de culture, des substances antagonistes, les unes vaccinantes et les autres prédisposantes, les premières étant masquées dans le liquide filtré total par l'action prépondérante des secondes. Il faut donc traiter le liquide filtré par l'alcool pour les obtenir ; elles sont *précipitables par l'alcool*, tandis que les prédisposantes sont solubles. On peut encore les faire apparaître en chauffant le liquide filtré à $+ 55°$ pendant vingt-quatre heures, opération qui affaiblit ou détruit les substances prédisposantes. Il est donc indiqué, d'après ces expériences de Rodet et J. Courmont, de chercher à isoler un vaccin des produits solubles d'un microbe pathogène qui ne paraît pas en fabriquer normalement.

On comprend pourquoi les auteurs qui ont cherché à vacciner par l'ensemble de la culture filtrée ont en général échoué.

On n'a pas réussi à vacciner avec des cultures vivantes ; mais Viquerat et Kose, Parascandolo ont vacciné avec des cultures stérilisées par l'acide phénique.

Le sérum est *bactéricide* (J. Courmont), *antitoxique* (Mosny) et *atténuant* (Nicolas et Lesieur).

(1 Rodet et J. Courmont, *Acad. des sc.*, 5 octobre 1891.
2) J. Courmont, Congrès de Lyon (médecine), octobre 1894.
3) Rodet et J. Courmont, *Acad. des sc.*, 5 octobre 1891.

D. Vaso-dilatateurs (Arloing) (1). — Le liquide provenant de la filtration d'une culture en bouillon conserve pendant longtemps des propriétés vaso-dilatatrices. Il contient des substances qui mettent les centres vaso-dilatateurs supérieurs du lapin en état d'hyperexcitabilité, ainsi qu'Arloing l'a démontré par l'excitation du bout central du nerf de Cyon et du nerf auriculaire. La dépression artérielle est plus intense après l'injection du liquide. C'est ainsi que le staphylocoque favorise la diapédèse, comme l'admet Bouchard. On ne sait si les substances vaso-dilatatrices doivent se confondre avec d'autres produits du staphylocoque pyogène.

E. Toxiques (Rodet et J. Courmont) (2). — Quelques auteurs avaient bien noté certaines propriétés toxiques assez vagues des produits solubles du staphylocoque, mais Rodet et J. Courmont en ont fait sur le *chien* et le *lapin* une étude détaillée et notamment graphique. Ces produits toxiques sont multiples ; la plupart d'entre eux ne peuvent être confondus avec les produits précédemment étudiés. Ils sont très altérables.

La *culture filtrée* est peu toxique grâce à la rétention de beaucoup de substances sur le filtre.

La *culture complète, vivante ou tuée par la chaleur*, entraîne immédiatement la suspension de la respiration en expiration, une notable augmentation de la pression sanguine, l'affaiblissement du cœur, un abaissement de la température et quelques accès convulsifs.

On opère ainsi sur un mélange de substances antagonistes qu'on peut dissocier en partie par l'alcool.

Les *substances précipitables par l'alcool* sont, privées de leurs antagonistes, plus toxiques que le mélange. On observe : mort en quelques heures ; respiration en *Cheyne-Stokes* ; circulation peu atteinte ; abaissement de la température ; excitabilité nerveuse exagérée se manifestant par du tremblement, de la chorée, du tétanos. Les troubles respiratoires et *convulsivants* dominent la scène.

Les effets des *substances solubles dans l'alcool* sont en grande partie opposés ; ces dernières substances sont également plus toxiques que le mélange. Il y a tendance à l'arrêt du cœur et de la respiration ; anesthésie complète ; abaissement de la température ; mort par arrêt du cœur. Les troubles cardiaques et *anesthésiques* dominent la scène.

L'antagonisme se montre donc entre les substances toxiques comme entre les prédisposantes et vaccinantes.

Les substances précipitables par l'alcool engendrent des néphrites.

Depuis ces travaux, nous avons obtenu des toxines tuant le lapin à 1 100 de centimètre cube.

Mosny et Marcano ont expérimenté des cultures filtrées qui tuaient en quelques secondes à 10 centimètres cubes.

(1) Arloing. *Acad. des sc.*, 7 septembre 1891.
(2) Rodet et J. Courmont, *Soc. de biol.*, 23 janvier 1892, et *Rev. de méd.*, février 1893.

Citons encore Viquerat, Giauturco et d'Urso, Mosny et Marcano, Rose, Van de Velde, Capman, Petersen, etc., qui ont étudié la staphylotoxine et recherché l'obtention d'un sérum antistaphylococcique.

F. STAPHYLOLYSINE. — Signalée par Neisser en 1901. Les cultures filtrées de neuf à treize jours dissolvent les hématies du lapin. Ce serait une des caractéristiques de l'espèce, mais en rapport avec la virulence (Van Durme).

G. LEUCOCIDINES. — Si on inocule du staphylocoque pyogène dans la plèvre d'un lapin, l'exsudat pleural altère les leucocytes normaux qu'on lui ajoute. Un chauffage de dix minutes à + 58° ou 60° détruit cette propriété. Elle existe à faible dose dans les cultures (Van de Velde, Krauss, Neisser, Bail).

Les produits solubles du staphylocoque ont encore servi aux nombreuses expériences faites en vue d'élucider l'inflammation, la suppuration, le chimiotaxisme des leucocytes, etc.

II. SÉRUM ANTISTAPHYLOCOCCIQUE. — Nombre d'auteurs (Voy. plus haut) ont cherché à obtenir un sérum contre les affections staphylococciques. Paltchikovsky (1903) a immunisé des chevaux par inoculations sous-cutanées de cultures vivantes, formant des abcès. Le sérum ainsi obtenu aurait un certain pouvoir immunisant. Ces résultats sont peu encourageants. Voy. plus haut les résultats de J. Courmont, de Nicolas et Lesieur, etc.

II. EFFETS EXPÉRIMENTAUX DU STAPHYLOCOQUE SUR LES ANIMAUX.

— La reproduction des lésions suppurées à staphylocoques pyogènes a d'abord été obtenue par inoculation aux animaux de pus en nature (Rosenbach, Kœstlin, Gangolphe). Becker, Rosenbach, Fedor Krause ont ensuite vu suppurer des fractures effectuées chez des animaux injectés avec des cultures pures de staphylocoques. Mais c'est à Rodet (1) qu'on doit la reproduction expérimentale exacte des lésions humaines à staphylocoques. En choisissant comme terrain le *jeune* lapin, il a pu observer sur cet animal, *sans traumatisme préalable*, non seulement l'infection pyogène des viscères, mais aussi le tableau fidèle de l'ostéomyélite juxta-épiphysaire. Les auteurs plus récents (J. Courmont, Bobroff, Colzi, Lannelongue et Achard, Lexer, etc.) n'ont fait que compléter le travail de Rodet, sans rien y ajouter d'essentiel.

Le *lapin* est l'animal qui convient le mieux à l'étude de l'infection à staphylocoques, aussi bien à cause de son extrême sensibilité à ce microbe qu'en raison de certaines dispositions anatomiques. Les résultats obtenus diffèrent suivant la virulence et la dose du staphylocoque injecté, suivant la porte d'entrée employée, suivant l'âge du lapin inoculé: ils constituent un véritable modèle d'étude expérimentale.

1 Rodet, *Rev. de chir.*, 1885.

Supposons un lapin adulte et une culture en bouillon de deux jours ayant végété à $+ 37°$, de virulence moyenne. La voie la plus résistante est le péritoine (Grawitz, Steinhaus, Delbet, Herman) qui supporte des doses de cultures vingt fois plus fortes qu'un autre organe sans suppurer. Le tissu cellulaire sous-cutané se place en deuxième ligne; il faut $0^{cc},75$ à 1 centimètre cube (500 millions de cocci, Herman) pour y produire un abcès. Puis viennent: l'arachnoïde, la plèvre $(0^{cc},25)$, le sang veineux (une ou deux gouttes), enfin la chambre antérieure qui suppure avec une quantité de cocci 8000 fois moindre que celle nécessaire au tissu sous-cutané (Herman). On obtiendra, en se souvenant de ces préceptes, des péritonites fibrino-purulentes, des abcès sous-cutanés, des méningites suppurées, des pleurésies fibrino-purulentes, une infection purulente généralisée que nous décrirons plus loin, de la suppuration de la chambre antérieure.

Si la dose est trop faible ou la virulence insuffisante, l'organisme du lapin résiste et détruit les cocci; la phagocytose est très nette dans le tissu sous-cutané (Ribbert). Elle le serait aussi dans le poumon du lapin, d'après Laehr; les cellules épithéliales détruiraient en quatre jours les microbes injectés dans la trachée. Beco n'a pu réussir à provoquer l'infection générale par inoculation intra-trachéale du lapin, même avec addition de substances toxiques. Il n'a produit que de la broncho-pneumonie.

Si la dose est trop forte ou la virulence excessive, la mort de l'animal par septicémie aiguë peut prévenir la formation des lésions. Watson Cheyne admet que 250 millions de cocci sous la peau produisent simplement un petit abcès, tandis que un milliard entraînent la mort du lapin. Rodet a vu également une injection de 2 centimètres cubes sous la peau tuer le lapin en quelques heures sans lésions visibles. Des doses bien moindres peuvent entraîner le même résultat (J. Courmont). Cette influence de la dose en rapport avec la virulence est surtout très nette pour les injections intraveineuses. Une dose excessive tue l'animal en quelques heures sans lésions appréciables; celle signalée plus haut (une ou deux gouttes de culture virulente) produit l'infection purulente classique et entraîne la mort du lapin au bout de huit jours environ; une dose moindre ou de cocci peu actifs laisse vivre longtemps l'animal qui finit par résister complètement ou présente (nombreux faits personnels) des *arthrites suppurées* sans lésions viscérales, d'après cette loi générale que les infections atténuées ont une tendance remarquable à se localiser sur les synoviales.

Dans quelques cas nous avons vu les lapins mourir à très longue échéance, sans lésions suppurées, avec des paralysies ou des convulsions. Gilbert et Lion avaient déjà signalé chez le lapin ces paralysies expérimentales dues au staphylocoque.

Rappelons l'excessive variabilité de la virulence du staphylocoque pyogène, pour faire comprendre que les doses citées plus haut n'ont rien d'absolu.

Ces expériences réussissent également bien avec les variétés : *aureus*, *albus* (Rodet, Jaboulay, J. Courmont, Lannelongue et Achard), *citreus* (Lannelongue et Achard). Certains auteurs (Colzi, Lannelongue et Achard, admettent que l'*albus* est moins virulent que l'*aureus*, le *citreus* se plaçant entre les deux ; d'autres (Rodet, Jaboulay, J. Courmont ont trouvé à l'*albus* une virulence égale à celle de l'*aureus* ; enfin Watson Cheyne a observé un échantillon d'*albus* beaucoup plus virulent que l'*aureus*. On voit que la virulence ne subit pas de variations forcément parallèles à celles du pouvoir chromogène, ainsi que Rodet et J. Courmont l'ont soutenu contre Lannelongue et Achard.

L'âge du lapin employé a une grande importance (Rodet). Nous allons décrire les symptômes et lésions qu'on observe sur un *lapin en voie de croissance* (deux mois) inoculé dans la veine auriculaire avec une ou deux gouttes de culture virulente. C'est le seul moyen d'observer des lésions osseuses.

Si on passe ces dernières sous silence, les lignes suivantes pourront en tous points s'appliquer au lapin adulte.

Dès le lendemain de l'injection, l'animal paraît malade et sa température monte pour rester fébrile (40° à 41°) jusqu'à la mort. Au bout de quelques jours, on note un peu de tuméfaction douloureuse d'un ou des deux genoux ou quelquefois d'une autre articulation : d'où l'attitude très particulière du lapin si on le suspend par les oreilles. Bientôt l'arthrite purulente est très nette ; c'est le seul symptôme appréciable sur le vivant. Les urines sont albumineuses et contiennent des cylindres colloïdes avec des débris d'épithélium et des globules rouges. La mort survient au bout de six à huit jours.

Les lésions viscérales et osseuses sont visibles, pourvu que le lapin ait survécu quarante-huit heures.

Les abcès des reins sont absolument constants (Rodet, Ribbert, Krause, Colzi, etc.) et peuvent constituer l'unique lésion. Ils font saillie à la surface de l'organe qui est parsemé de bosselures jaunâtres, parfois groupées en véritables bouquets (fig. 13). Sur la coupe on voit que ces bosselures sont les bases d'abcès conoïdes à sommet central convergeant vers la papille ; véritables traînées suivant et dessinant nettement les pyramides (fig. 14). Le bassinet peut être rempli d'urine purulente ; on peut aussi observer de la périnéphrite suppurée. Des infarctus également en forme de pyramides précèdent l'apparition des abcès. Ceux-ci peuvent guérir, puisqu'on observe des cas de lapins ayant survécu, mais présentant des cicatrices rénales blanchâtres, déprimées. Il s'agit en somme d'infarctus suppurés.

Les microbes, peu nombreux dans la zone mortifiée, très rares dans les tubes urinaires (habituellement dépouillés de leur épithélium), existent en amas considérables dans les vaisseaux de la zone médullaire, d'ailleurs atteints d'endartérite végétante.

L'infarctus est entouré d'une zone d'infiltration leucocytaire et d'une autre plus externe simplement congestive.

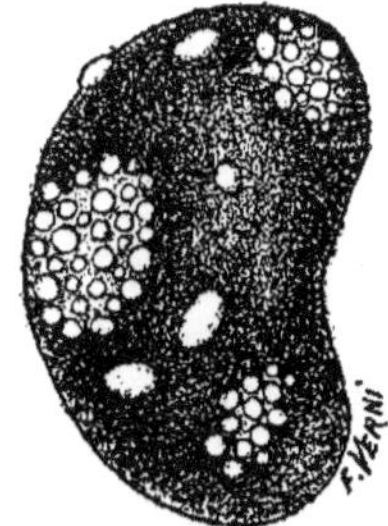

Fig. 13. — Rein d'un lapin mort le huitième jour après injection intraveineuse (grandeur naturelle).

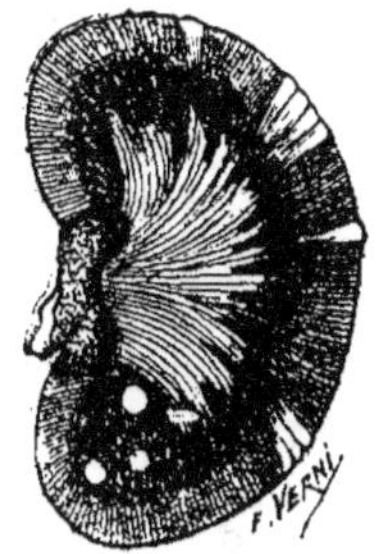

Fig. 14. — Coupe du rein gauche du même animal (grandeur naturelle).

D'autres abcès existent souvent, mais non constamment, dans les différents organes ou tissus : muscles, poumons, foie. Une mention toute spéciale doit être faite pour le cœur qui contient presque toujours plusieurs abcès dans le myocarde même (fig. 15); la région de la pointe est particulièrement atteinte. La rate est habituellement indemne. Il n'existe pas de dégénérescence graisseuse du foie ou des reins, même après des suppurations lentes (Lannelongue et Achard).

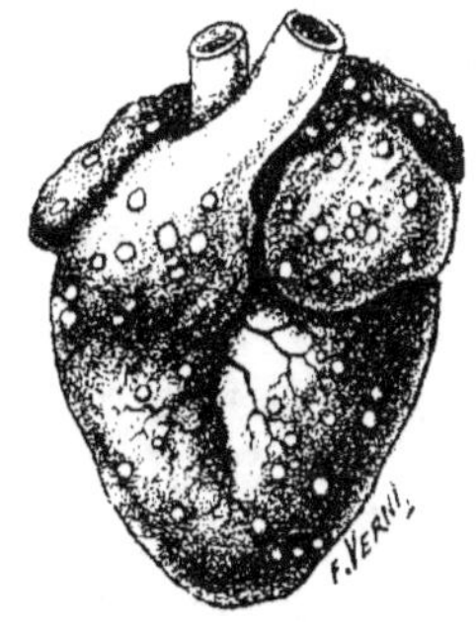

Fig. 15. — Cœur du même lapin (grandeur naturelle).

Les lésions précédentes ne sont pas spéciales au lapin en voie de croissance ; il n'en est pas de même pour celles du squelette.

Les arthrites purulentes frappent tout d'abord. Elles sont à peu près constantes et souvent très volumineuses. Elles peuvent se montrer dans toutes les articulations, grandes ou petites, même dans celles du carpe et du tarse, mais leur siège de prédilection est aux genoux, puis aux épaules. Ces arthrites sont quelquefois indépendantes de toute lésion osseuse, rappelant alors celles qu'on observe chez les lapins adultes inoculés avec des staphylocoques atténués : le plus souvent elles ont pour origine un abcès osseux. On peut surprendre leur début : la synoviale est alors simplement injectée et couverte de taches ecchymotiques.

Les synoviales tendineuses suppurent chez certains sujets.

Les os dénudés offrent des abcès sous-périostiques ordinairement de faible volume et ne passant jamais à l'état de véritables phlegmons.

Leurs sièges de prédilection sont : l'extrémité inférieure du fémur et supérieure du tibia, l'extrémité supérieure de l'humérus; on peut néanmoins les rencontrer sur toute la longueur des diaphyses. Ces abcès sont constitués par une gouttelette de pus faisant saillie sous le périoste; cette élevure de dimension miliaire est habituellement entourée d'une zone hémorragique. Le pus éliminé, on se trouve en présence d'un véritable *séquestre* (fig. 16) ou d'une cavité creusée dans l'os et pouvant conduire jusqu'à un foyer purulent médullaire (fig. 17). Si la survie de l'animal a été suffisante, on constate déjà un peu de tissu osseux de nouvelle formation autour de la perte de substance.

Fréquemment le périoste ne paraît pas du tout altéré et les lésions sous-périostées passeraient complètement inaperçues, ainsi que le fait remarquer Rodet, si on ne prenait la précaution de décoller le périoste dans toute l'étendue de l'os.

Les abcès du canal médullaire sont très rares et, quand ils existent, restent habituellement cantonnés aux extrémités juxta-épiphysaires. L'infiltration diffuse de la moelle est exceptionnelle.

Les altérations les plus remarquables sont celles de la région juxta-épiphysaire, de la diaphyse des os longs et spécialement de l'extrémité inférieure du fémur, supérieure du tibia et de l'humérus. Le tissu spongieux de la diaphyse qui confine au cartilage de conjugaison est infiltré d'une petite quantité de pus, extrêmement friable et parsemé de *séquestres* souvent excessivement nombreux. C'est également à ce niveau que les abcès sous-périostiques sont le

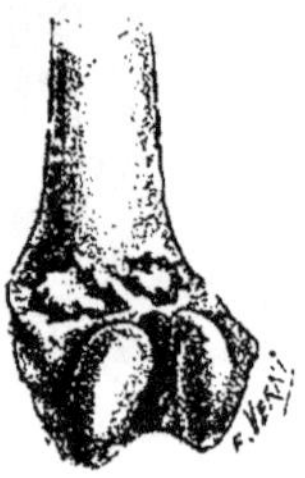

Fig. 16. — Extrémité inférieure grandeur naturelle) d'un fémur de jeune lapin mort le septième jour d'une infection intraveineuse. Deux séquestres baignant dans le pus de deux cavités osseuses. Traces de tissu osseux de nouvelle formation.

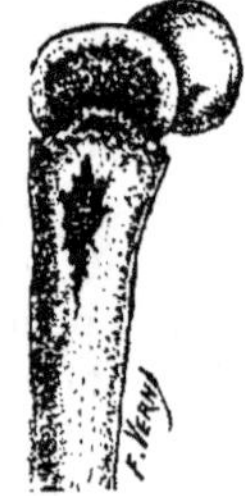

Fig. 17. — Décollement épiphysaire de l'extrémité supérieure d'un humérus de jeune lapin mort le neuvième jour d'une infection intraveineuse. On remarque en outre une cavité remplie de pus, sans séquestre, creusée dans la diaphyse (grandeur naturelle).

plus fréquents. Ces lésions s'arrêtent habituellement à une petite distance du cartilage de conjugaison qui est indemne. Le décollement juxta-épiphysaire est souvent spontané ; en tout cas, le plus faible effort suffit à le produire; ce n'est pas en réalité un décollement, mais bien une fracture diaphysaire, une petite bande de tissu osseux diaphysaire restant habituellement accolée au cartilage (fig. 17).

Le tissu épiphysaire est le plus souvent sain. Cependant on peut y voir abcès et séquestres, soit primitifs, soit par propagation de la suppuration diaphysaire qui perfore le cartilage de conjugaison et va fuser jusque dans l'articulation.

Rodet a obtenu de belles pièces d'ostéite condensante.

La moelle de la plupart des os est vivement congestionnée. La vascularisation juxta-épiphysaire est très remarquable ; on peut observer de véritables hémorragies sous-périostées.

Les microbes sont disséminés dans la moelle, le tissu spongieux et même le tissu compact. Ils oblitèrent même parfois complètement les canaux de Havers.

La grande vascularisation des régions osseuses en voie de croissance et le ralentissement du courant sanguin à ce niveau expliquent la localisation des microbes (Bobroff).

Telles sont les *lésions du squelette qu'on obtient chez le lapin en voie de croissance par injection intraveineuse d'une minime quantité de culture virulente de staphylocoque pyogène*, qu'il soit doré, blanc ou citrin. Elles sont la reproduction fidèle de l'ostéomyélite aiguë humaine (1). Diffèrent-elles des lésions de l'ostéomyélite expérimentale à streptocoques ?

Cette dernière a été obtenue par J. Courmont et Jaboulay (2) et par Lannelongue et Achard (3). Ces auteurs ne sont pas entièrement d'accord. Lannelongue et Achard, tout en prétendant différencier cliniquement sur l'homme l'ostéomyélite à streptocoques de celle à staphylocoques, n'admettent pas de différences notables entre les lésions osseuses du lapin, qu'il soit inoculé avec le streptocoque ou le staphylocoque. Voici, au contraire, les conclusions de J. Courmont et Jaboulay. Le jeune lapin, inoculé dans le sang avec quelques gouttes d'une culture virulente de streptocoque pyogène, meurt au bout de huit jours environ, mais sans avoir présenté de symptômes d'arthrite. A l'autopsie : abcès très discrets des reins et pas de foyers disséminés dans les viscères ou les muscles. Pas d'arthrite, pas de périostite, pas de décollement épiphysaire. Il faut fendre longitudinalement les os longs et spécialement le fémur, le tibia et l'humérus ; on trouve alors dans le canal médullaire, et n'empiétant pas sur le tissu osseux, un ou plusieurs gros abcès collectés. Une seule fois, J. Courmont et Jaboulay ont vu un séquestre et une fusée purulente articulaire.

(1) Lexer a une fois de plus confirmé ces conclusions (*Soc. de méd. berl.*, 25 avril 1894).

(2) J. Courmont et Jaboulay, *Soc. de biol.*, 17 mai 1890. — J. Courmont, *Soc. de biol.*, 26 juillet 1890.

(3) Lannelongue et Achard, *Soc. de biol.*, 24 mai 1890, et *Ann. de l'Inst. Pasteur*, 1891.

En résumé : le staphylocoque produit une infection purulente généralisée avec ostéomyélite caractérisée par : périostite, séquestres, arthrites purulentes, décollements juxta-épiphysaires, suppuration osseuse discrète, intégrité habituelle du canal médullaire, tandis que le streptocoque occasionne peu de désordres : abcès discrets des reins, autres viscères intacts, pas d'arthrites purulentes, pas de nécrose, pas de périostite, pas de décollements juxta-épiphysaires, mais *abcès collectés dans le canal central médullaire.* La lésion caractéristique de l'ostéomyélite à staphylocoques est la *nécrose,* celle de l'ostéomyélite à streptocoques est la *suppuration médullaire.* Le diagnostic peut se faire pendant la vie par l'absence ou la présence de gonflement articulaire. Lannelongue et Achard croient au contraire les arthrites plus fréquentes dans l'infection à streptocoques.

La reproduction expérimentale de l'ostéomyélite à pneumocoques et à bacilles d'Eberth n'a pas encore été obtenue.

Le staphylocoque se retrouve dans le sang du lapin mort après injection intraveineuse, et sa virulence est renforcée par le passage à travers cet organisme.

On peut *faire varier artificiellement la réceptivité de l'organisme du lapin* pour le staphylocoque pyogène.

S'inspirant de la facilité avec laquelle suppurent les diabétiques (1), O. Bujwid a tenté de prédisposer le lapin, le rat, la souris à l'infection staphylococcienne par l'addition de glycose à leurs organismes. Il a montré que des doses de staphylocoque incapables de produire des abcès, introduites sous la peau, deviennent pyogènes si on les inocule délayées dans une solution de glycose à 25 p. 100. Le résultat est le même si la solution de glycose est injectée dans la veine auriculaire et le microbe sous la peau. Ces expériences, très intéressantes, ont été confirmées par Ferraro; il est vrai que Grawitz, De Bary, Steinhaus, Herman en nient les résultats. Pour Nicolas, les effets de l'adjonction de la glycose sont inconstants.

D'autres substances sont, d'une façon bien inattendue, des adjuvants de l'action pyogène du staphylocoque. Citons : la cadavérine Fehleisen, le sublimé Bujwid, Herman, l'acide phénique Bujwid, Herman. Un centimètre cube d'acide phénique à 3 p. 100 favorise la suppuration du tissu cellulaire dans la proportion de 1 à 10.

J'ai dit plus haut que les cultures filtrées du staphylocoque ou l'extrait alcoolique de ces cultures prédisposaient le lapin à la suppuration par staphylocoques Rodet et J. Courmont. Ces expériences ont été confirmées par Maltseff.

On peut encore favoriser l'éclosion d'un abcès dans un territoire donné en sectionnant les nerfs afférents à la région (Herman, Arloing).

Inversement il est possible de renforcer la résistance naturelle du

____

(1) Il en est de même du chien privé de pancréas (Charrin).

lapin, de le vacciner, en lui injectant les produits solubles du staphylocoque précipitables par l'alcool (Rodet et J. Courmont). Reichel a vacciné le chien par injections dans le péritoine de cultures complètes ou stérilisées.

Un fait intéressant à signaler est le suivant. Le staphylocoque (comme d'ailleurs la plupart des microbes) a une *tendance naturelle à se localiser sur les tissus semblables* à ceux des lésions dont il provient. C'est ainsi qu'un staphylocoque d'arthrite reproduira plus facilement une arthrite, un staphylocoque d'ostéomyélite une ostéomyélite, etc. Bezançon et Labbé (1900) ont isolé d'une arthrite un staphylocoque reproduisant à coup sûr des arthrites sur le lapin. P. Fiorentini (1903) a eu un échantillon semblable. Ces faits expliquent l'erreur de Henke (1904) qui a cru que le staphylocoque pyogène ne pouvait reproduire l'ostéomyélite et a attribué ce rôle à un autre microbe. Son argument est que le staphylocoque d'ostéomyélite reproduit plus facilement l'ostéomyélite. C'est vrai, mais non absolu. On fait très bien de l'ostéomyélite chez le jeune lapin avec du staphylocoque de furoncle (1).

Le staphylocoque pyogène est pathogène pour la *plupart des animaux*, mais à un degré généralement moindre que pour le lapin.

Le cobaye succombe avec les mêmes lésions que le lapin (Rodet, J. Courmont); cependant je n'ai pu obtenir l'ostéomyélite en inoculant le jeune cobaye dans le sang.

Le chien (Pawlowsky, etc.), la souris, le rat, ont été inoculés avec succès.

R. Lépine, injectant du staphylocoque dans le sang du chien, vit apparaître de l'hyperglycémie passagère, suivie d'hypoglycémie. La température du foie et du pancréas s'était élevée.

Karlinski a rencontré des abcès à staphylocoques chez le chien, le chat, le loup, le renard, la martre, le mouton, le lièvre, le cobaye, les souris blanche et grise; plusieurs oiseaux : perdrix, hirondelle, pigeon, etc.

Lucet, ayant étudié une épizootie d'ostéoarthrite aiguë infectieuse chez de jeunes oies, y a rencontré le *Staphylococcus pyogenes aureus* avec lequel il a reproduit les mêmes lésions sur la jeune oie.

S. Pigg a reproduit des dégénérescences amyloïdes viscérales chez la poule, en lui injectant des doses progressivement croissantes de culture de staphylocoque doré, par différentes voies d'introduction. Il n'a pu réussir chez le lapin.

Il n'est pas jusqu'aux animaux à sang froid pour lesquels ce microbe soit pathogène. Charrin a observé une épidémie sur les goujons du Rhône, due au staphylocoque blanc, et il a pu reproduire la maladie avec la culture pure.

(1) J. Courmont et Lesieur, Staphylocoques pyogènes et ostéomyélite *Journ. de physiol. et de path. génér.*, janvier 1905).

III. ROLE DU STAPHYLOCOQUE EN PATHOLOGIE HUMAINE. —

Le staphylocoque pyogène est très répandu dans l'air, sur les objets, dans les interstices des planchers ; il existe dans l'eau, où il peut vivre longtemps (J. Courmont) ; on peut dire sans exagération qu'il nous assiège (Eiselberg, Pawlowsky, Emmerich, Ullmann, etc.). Non seulement, en effet, il foisonne sur la surface du corps, mais il est l'hôte habituel de nos cavités naturelles et même d'organes profonds. Vignal estime que le staphylocoque pyogène doré ou blanc est plus fréquent dans la bouche que le *Leptothrix*, moins cependant que le *Bacillus termo* ou le *Bacillus subtilis*. Sanarelli l'a toujours trouvé dans la salive ; Letienne le considère comme un commensal assidu de la bile normale. Sur quarante-deux biles essayées, seize renfermaient des microbes se répartissant ainsi :

```
Staphylococcus pyogenes albus.............................  13
    —            —       citreus..........................   2
    —            —       aureus...........................   2
Colibacille................................................  11
Autres.....................................................   2
```

Le duodénum contient d'ailleurs constamment le staphylocoque (Gessner, Dupré), et la bile n'est pas bactéricide (Hanot et Letienne).

Les bronches donnent asile aux deux variétés blanche et dorée.

On se rendra compte par là de la puissance d'expansion du microbe.

Ajoutons que Zuckermann a voulu s'assurer expérimentalement du pouvoir pyogène du staphylocoque sur l'homme. Il a pratiqué cinq inoculations cutanées de culture, qui ont toutes occasionné des pustules, avec lymphangite dans un cas.

Nous ne ferons pas de description pathologique complète ; nous indiquerons simplement, à propos des maladies que peut engendrer le staphylocoque, quelles en sont les particularités directement sous la dépendance du microbe. Les affections médicales seront traitées en détail dans les volumes suivants ; enfin, le lecteur se reportera aux traités classiques de chirurgie s'il veut des éclaircissements sur les suppurations osseuses, sous-cutanées, etc.

Suppuration à staphylocoques en général. — Quelle est la fréquence des abcès à staphylocoques par comparaison avec les autres ? En additionnant les statistiques de Zuckermann, Rosenbach, Ogston, Passet, etc., on arrive au total de 495 abcès qui se divisent ainsi :

```
Staphylococcus pyogenes, aureus, citreus ou albus...  71  p. 100
Streptococcus pyogenes..............................  16    —
Les deux réunis.....................................  5,5   —
Micrococcus pyogenes fœtidus, M. tenuis, etc........  Except.
```

La statistique de Karlinski donne un total de 200 suppurations très diverses :

```
Staphylococcus pyogenes aureus.........................   82
       —              —       albus.....................   55
       —              —       citreus. ..................    7
Streptococcus pyogenes..................................   45
Divers.............................  ...................   11
                        Total...........................  200
```

Ces études comparatives ne sont pas exactes, car elles portent surtout sur des abcès chirurgicaux : si on y ajoutait les abcès profonds, on verrait grandir considérablement la proportion des streptocoques. On peut dire que le staphylocoque est le principal agent des suppurations superficielles, comme le streptocoque est celui des suppurations profondes ; le staphylocoque est plus chirurgical, le streptocoque plus médical.

Aussi rencontrera-t-on le staphylocoque dans la plupart des abcès cutanés ou sous-cutanés, des phlegmons, des suppurations compliquant les plaies, les tumeurs ulcérées, etc.

Il est l'agent fréquent des abcès par infection secondaire qui compliquent la fièvre typhoïde, le chancre syphilitique, etc.

Par contre, il sera souvent difficile d'affirmer que le staphylocoque est la cause de telle lésion où on le rencontrera, en raison de sa présence constante sur les muqueuses. Quel est, par exemple, son rôle dans la production de l'amygdalite catarrhale, des tumeurs adénoïdes ? (Chatellier).

Et même, dans les abcès, ne peut-il pas, surtout lorsqu'il est associé à d'autres microbes, être seulement le fruit d'une infection secondaire ? En un mot, il ne faut jamais se hâter d'affirmer qu'un microbe aussi vulgaire est la cause de la lésion qu'il habite. Bouchard et Charrin ont rencontré onze fois le staphylocoque dans des arthrites rhumatismales chroniques et se sont bien gardés d'en tirer une conclusion.

Peau et tissu conjonctif sous-cutané. — Le *furoncle* mérite de nous arrêter un instant. Le *Staphylococcus pyogenes aureus* est son agent constant (Pasteur, Ogston, Rosenbach, Rodet, Mouisset, etc.). Garré, s'étant fait sur le bras une friction avec une culture provenant d'une ostéomyélite, vit survenir autour des poils de petites pustules qui se transformèrent en anthrax avec adénite axillaire. Netter a confirmé involontairement sur lui-même l'expérience de Garré. Si le rôle pathogénique du staphylocoque, dans la production du furoncle et de l'anthrax, n'est pas douteux, on a beaucoup discuté sur son mode de pénétration. L'expérience de Garré permet déjà d'affirmer qu'il peut traverser la peau, probablement le long des poils. Wassmuth a démontré que le microbe peut pénétrer dans une peau saine par la gaine des poils et par les glandes. L'observation journalière est là d'ailleurs pour mettre en relief cette infection *exogène*, d'où le traitement prophylactique par les antiseptiques appliqués sur la peau autour d'un furoncle en voie d'évolution. Il semble que le furoncle puisse avoir aussi une origine *endogène*, qu'il puisse exister une véritable éruption furonculeuse, le staphylocoque venant de l'intérieur du corps. Eiselberg, Brünner, Gaertner, Tizzoni, etc., ont vu les microbes s'éliminer par la sueur dans les cas d'ostéomyélite ou de pyémie. Brünner a démontré ce fait expérimentalement en faisant suer le groin d'un cochon de lait, injecté dans le sang avec des staphylocoques. Le furoncle peut donc provenir du sang ; l'éruption furonculeuse marque d'ailleurs quelquefois le début de l'ostéomyélite.

On connaît l'influence prédisposante des auto-intoxications intestinales (Bouchard).

L'*anthrax* n'est qu'une réunion de furoncles.

La *tourniole* est presque toujours due au staphylocoque.

Longard a étudié neuf cas de *folliculite* purulente des enfants et y a toujours rencontré l'*albus*.

Le *clou* de Biskra (Duclaux et Heydenreich, Chantemesse), de Gafsa (Poncet) est peut-être dû à une race du *Staphylococcus pyogenes*.

L'*impétigo* et l'*ecthyma* sont deux affections suppurées intra-épidermiques survenant à la suite d'une lésion superficielle des téguments ; elles ne sont pas spécifiques, mais sont le résultat de l'inoculation d'un pyogène qui est presque toujours le staphylocoque.

Les *abcès* cutanés, les *phlegmons* sous-cutanés qui compliquent la variole, sont dus au staphylocoque blanc ou jaune (Vogt, Wolff, Guttmann), tandis que les complications internes sont dues au streptocoque qui pénètre par la voie sanguine. Guttmann, Wolff ont cultivé des staphylocoques puisés dans les vésicules de *varicelle* ; Klebs, Bareggi, Marotta ont constaté la présence de l'*aureus* dans la lymphe vaccinale du veau.

L'*amygdalite phlegmoneuse* est habituellement à staphylocoques avec ou sans streptocoques (Fraenkel, Fürbringer, Hanot, etc.).

Les suppurations consécutives à une solution de continuité de la peau sont le plus souvent à staphylocoques, etc.

On peut dire, d'une façon générale, que les abcès à staphylocoques ont un retentissement général moindre que ceux à streptocoques.

Reher, Hlava, Lebreton ont signalé des cas d'infection générale à staphylocoque pyogène, compliqués de *purpura*.

Os et articulations. — C'est encore Pasteur qui, en 1880, cultiva le staphylocoque dans un pus d'*ostéomyélite* et en fit l'agent de cette affection. Les cocci n'avaient été qu'entrevus par Klebs, Recklinghausen, Eberth, Nepveu, etc. Après l'élan donné par Pasteur, Becker, Gangolphe, Rosenbach, Fedor Krause, s'essayèrent dans la création expérimentale de l'ostéomyélite.

Rodet, en 1885, clôtura l'ère des discussions en reproduisant l'ostéomyélite avec tous ses détails sur le lapin (voy. le chapitre expérimental. A partir de cette époque, l'ostéomyélite est considérée comme une maladie spécifique ayant son microbe : le staphylocoque pyogène. Les travaux de Jaboulay, J. Courmont, Colzi, Lannelongue et Achard ne font que confirmer les notions précédentes. On avait affaire dans la plupart des cas au *Staphylococcus pyogenes aureus*; cependant Rosenbach, Garré, Fowler, Kraske, Colzi, Pertick, etc., avaient vu l'*albus* associé à l'*aureus* dans du pus d'ostéomyélite. Rosenbach décrit le premier cas d'ostéomyélite à staphylocoques blancs purs ; Lannelongue et Achard en rencontrent d'autres. Dès 1885 Jaboulay (1) avait montré que l'*albus* fait expérimentalement les mêmes lésions que l'*aureus*. Enfin, Lannelongue et Achard décrivent un cas d'ostéomyélite à *citreus*. Jusqu'à présent, la maladie est restée une dans son étiologie. On va voir se produire pour elle la même évolution que pour tant d'autres affections infectieuses; la spécificité va être battue en brèche et la même lésion pourra être produite par divers microbes, de même qu'un seul microbe pourra engendrer des lésions différentes.

Golding-Bird, Rosenbach, Kraske avaient vu des streptocoques mélangés aux staphylocoques dans certains cas d'ostéomyélite. En 1890, Lannelongue et Achard annonçaient avoir observé deux cas d'ostéomyélite uniquement à streptocoques.

On a vu plus haut les résultats expérimentaux de ces auteurs et de J. Courmont et Jaboulay établissant l'existence de l'*ostéomyélite à streptocoques*. Chipault en a observé un nouveau cas. Bien plus, on connaît maintenant des ostéomyélites à pneumocoques et à bacilles typhiques. Il y a donc des *ostéomyélites aiguës*. Quelle est leur fréquence relative ? Voici la statistique de Lannelongue et Achard, portant sur 45 cas :

```
Staphylococcus pyogenes aureus...........................  28
        —              —     albus............................   7
        —              —     citreus..........................   1
        —              —     aureus et albus..................   1
Streptococcus pyogenes..................................   4
Pneumococcus............................................   2
        ?          ...................................   2
```

L'ostéomyélite à staphylocoques est donc la plus fréquente de toutes.

Je n'ai pas à décrire les ostéomyélites, j'ai seulement à me demander si on peut les distinguer entre elles par leurs caractères cliniques. La distinction expérimentale a déjà été faite plus haut.

Pour Lannelongue et Achard, l'*ostéomyélite à streptocoques* aurait un début plus aigu, mais la fièvre tomberait au bout de deux ou trois jours, dès que le pus serait collecté. La suppuration serait plus rapide, plus nette, plus abondante, la fluctuation plus manifeste, le pus étant plus liquide ; l'évolution locale serait plus prompte dans son ensemble. La peau serait érysipélateuse avec œdème sous-cutané. Il n'existerait pas de réseau veineux sous-cutané, qui serait constant dans les cas à staphylocoques. Les lymphatiques et les ganglions ne seraient pris que dans l'ostéomyélite à streptocoques ; les complica-

(1) JABOULAY, Th. de Lyon, 1885.

tions articulaires seraient plus communes. Ce tableau ne repose encore que sur un très petit nombre de cas et est sujet à revision.

D'après Mirovitch, l'*ostéomyélite à pneumocoques* se ferait remarquer par son évolution très rapide, les désordres considérables qu'elle cause, mais qui se réparent promptement. Il y aurait prédominance des arthrites avec absence d'abcès sous-périostiques et de séquestres.

L'*ostéomyélite typhique* a été étudiée par Chantemesse et Widal. C'est une forme froide, apyrétique, sans réaction générale, évoluant pendant des années sous le masque des abcès froids de la tuberculose. Elle guérit facilement.

Tels sont les caractères par lesquels ces nouvelles ostéomyélites se distinguent des descriptions classiques qui répondent à l'ostéomyélite à staphylocoques.

Le staphylocoque est très vivace dans les vieilles suppurations d'ostéomyélites; Rodet et Jaboulay l'ont rencontré dans plusieurs anciens foyers dont un de cinquante ans. Kraske a prétendu qu'il y avait infection nouvelle; c'est le plus souvent un réveil de la virulence.

Il existe naturellement des *arthrites suppurées* à staphylocoques.

Appareil circulatoire. — L'*endocardite* simple, non ulcéreuse, peut être due au staphylocoque, chez des malades atteints de pyohémie (Fagge, Dickinson, Paget, etc.) ou d'ostéomyélite (Giraldès, Louvet, Mayor, Campenon, etc.). L'endocardite ulcéreuse relève assez fréquemment du staphylocoque pyogène ayant pénétré par une plaie (Virchow, Malvoz), un furoncle, un panaris (Birch-Hirschfeld, Greenhow, Winge), une ostéomyélite (Lannelongue, Virchow), une dilatation bronchique (Thiroloix, etc. Eberth, Birch-Hirschfeld, Purser, etc., ont constaté les cocci au microscope; d'autres les ont cultivés (Vinay, etc.). Lion place le staphylocoque blanc et doré parmi les microbes connus avec lesquels on a fait de l'endocardite ulcéreuse. Josserand et Roux ont observé un cas d'endocardite infectieuse dont le sang contenait un staphylocoque voisin du *citreus*, avec lequel ils ont reproduit sans traumatisme la lésion endocarditique chez le lapin. En résumé, l'endocardite ulcéreuse est une entité anatomique et clinique qui peut être due à une foule de microbes, parmi lesquels le staphylocoque. La forme typhoïde serait due au pneumocoque; la forme pyohémique avec embolies septiques, foyers suppurés métastatiques, aux microcoques pyogènes. L'endocardite à staphylocoques serait donc une forme rapide.

Wilson a observé une *péricardite* à staphylocoque doré.

Les *phlébites*, les *thromboses* sont des accidents infectieux secondaires dus aux microbes pyogènes vulgaires, souvent aux staphylocoques (Vaquez, Boinet).

Notons encore certains cas de *myocardite suppurée* analogues aux cas expérimentaux, et d'*artérite*.

Appareil respiratoire. — Cardone a étudié les sécrétions du *coryza* aigu et y a rencontré des staphylocoques en plus grande quantité

qu'à l'état normal, mélangés à des streptocoques, pneumocoques, etc.
Il en est de même dans des crachats des *bronchites*, de la *dilatation
des bronches*. On ne peut conclure ; la culture peut être simplement
favorisée par les sécrétions modifiées.

Il existe des *croups* non diphtériques à staphylocoques blancs ou
dorés (Chaillou et Martin). Les trois cas observés par ces auteurs, sans
angine concomitante, ont guéri sans trachéotomie. L'état général était
resté satisfaisant, les ganglions cervicaux étaient peu volumineux, il
n'y avait pas d'albumine dans les urines. La toux était rauque, la voix
éteinte, la respiration gênée, mais sans véritable tirage. Un quatrième
cas à staphylocoques associés à des streptocoques mourut d'un
phlegmon du cou.

Chaillou et Martin ont noté également cinq cas de croups diphtériques, avec angine, où le bacille de Löffler était associé au staphylocoque. Tous cinq furent trachéotomisés, trois succombèrent.

Les bronches *gangrenées* contiennent toujours de nombreux staphylocoques (*albus, citreus, cereus albus, cereus flavus*) (Lumniger).

La *broncho-pneumonie* n'est pas une affection spécifique comme la
pneumonie ; elle peut être causée par différents microbes. Weichselbaum, Finkler, Banti, Netter ont accumulé des documents statistiques qui concordent sensiblement.

Sur 53 broncho-pneumonies de l'adulte, Netter en trouve 39 monomicrobiennes :

```
Pneumocoque............................................  15
Streptocoque pyogène....................................  12
Bacille de Friedlaender.................................   9
Staphylocoque pyogène...................................   3
```

et 14 polymicrobiennes, dont 9 contiennent le staphylocoque différem-
ment associé.

Tous les auteurs sont d'accord pour constater la rareté des broncho-pneumonies à staphylocoques seuls chez l'adulte.

Chez l'enfant, ce microbe est plus fréquent. Netter a réuni 42 cas
de broncho-pneumonies infantiles : 25 sont monomicrobiennes.

```
Pneumocoque............................................  10
Streptocoque pyogène...................................   8
Staphylocoque pyogène..................................   5
Bacille de Friedlaender................................   2
```

Les 17 cas polymicrobiens contiennent 8 fois le staphylocoque.

Queissner, Neumann, Banti, Finkler, Prudden, Mosny ont également rencontré un assez grand nombre de broncho-pneumonies infantiles à staphylocoques.

En résumé, la broncho-pneumonie à staphylocoques est rare malgré
la présence du microbe dans les voies aériennes normales.

On a reproduit la broncho-pneumonie en injectant le staphylocoque,
soit par la trachée (Laehr, Prudden et Northrup, Wyssokowitch), soit

directement dans le poumon, soit en faisant respirer des poussières contaminées (Friedlaender, Weichselbaum, Büchner, Emmerich).

La forme anatomique est indépendante du microbe producteur (Netter).

Le pronostic de la broncho-pneumonie à staphylocoques paraît être moins grave que celui des cas à streptocoques et surtout à bacilles de Friedlaender.

Les maladies qui prédisposent à la broncho-pneumonie (rougeole, scarlatine, diphtérie) paraissent exalter la virulence des hôtes normaux de la bouche (Boulloche et Méry); telle est peut-être la cause déterminante de l'infection secondaire.

Les staphylocoques jouent certainement un rôle dans la marche de la *gangrène pulmonaire.*

Le staphylocoque joue un rôle très secondaire dans les *pleurésies.*

La pleurésie séreuse à staphylocoques est très rare; Lévy en a signalé quatre cas, Loriga et Pensuti deux autres (dont cinq à *albus* et une à mélange d'*aureus* et d'*albus*). Chose curieuse, la pleurésie peut rester limpide malgré la présence de ces microbes essentiellement pyogènes; un seul de ces six cas passa à la purulence. Nous arrivons ainsi à comprendre pourquoi Grawitz, Schott, Kracht ne sont arrivés à reproduire expérimentalement des pleurésies purulentes qu'avec de fortes doses de staphylocoques; n'introduisaient-ils pas ainsi beaucoup de substances solubles pyogènes toutes formées?

Aujourd'hui les pleurésies purulentes sont distinguées d'après leur étiologie microbienne; on fait des différences cliniques profondes entre les pleurésies purulentes suivant qu'elles sont à streptocoques, à pneumocoques, tuberculeuses, etc. (Courtois-Suffit, Netter, etc.).

La pleurésie purulente à staphylocoques est la plus rare de toutes; sur cent cinquante-six cas étudiés, Netter ne l'a rencontrée que six fois à l'état de pureté et quinze fois avec une association microbienne, le staphylocoque n'étant probablement survenu que secondairement.

Les six cas primitifs de Netter se subdivisent ainsi : un était consécutif à une ponction septique, un à une endocardite ulcéreuse à staphylocoques, un à une pyohémie; trois seulement n'avaient pas de porte d'entrée connue. J'ai observé personnellement un cas à rapprocher de ces trois derniers. On voit combien est rare la pleurésie à staphylocoques qui ne complique pas une pyohémie ou l'introduction d'un instrument septique.

Dans les quinze cas polymicrobiens dont parle Netter, le staphylocoque était associé sept fois au pneumocoque, quatre fois au streptocoque et quatre fois au bacille de Koch.

La pleurésie purulente à staphylocoques a une évolution lente, une marche subaiguë et chronique; elle guérit bien par la pleurotomie. L'observation personnelle que j'ai citée plus haut guérit parfaitement après une pleurotomie suivie de quelques lavages. Il faut attaquer le foyer de suppuration originel, s'il existe.

En raison de la difficulté qu'on éprouve à cultiver le bacille de Koch, de la fréquence relative de l'association de ce microbe avec le staphylocoque, et de la rareté de la pleurésie à staphylocoques seuls, on devra toujours soupçonner la tuberculose quand la culture donnera des staphylocoques à l'état de pureté. Il faudra inoculer le cobaye pour faire le diagnostic.

Sur vingt cas de pleurésies putrides, Netter a rencontré trois fois le staphylocoque associé.

Corps thyroïde. — Les thyroïdites suppurées à staphylocoques sont rares.

Appareil digestif. — *Pharynx.* — Beaucoup d'*angines phlegmoneuses* sont dues au staphylocoque pyogène. Chaillou et Martin ont observé quatre cas d'*angines pseudo-membraneuses* à staphylocoques blancs ou dorés. Ces angines sont bénignes, bien que les ganglions cervicaux soient gros, empâtés. La température est peu élevée, l'albumine rare, l'appétit conservé.

L'association du staphylocoque au bacille de Löffler dans les angines diphtériques paraît être au moins aussi grave que celle du streptocoque, puisque les cinq cas publiés par Chaillou et Martin se sont tous terminés par la mort.

Sur douze cas d'*infection salivaire*, Girode a rencontré sept fois le staphylocoque. Il admet une infection ascendante ; d'où la nécessité de l'antisepsie buccale.

Péritoine. — Le staphylocoque blanc ou doré a été rencontré plusieurs fois comme agent unique de la péritonite suppurée (Fraenkel, Predoëhl); il peut aussi être associé au streptocoque (Fraenkel). Cela est facile à comprendre, la péritonite purulente résultant d'une infection générale, de l'ouverture d'un abcès, d'une faute d'asepsie opératoire, de la rupture de la vessie, d'un abcès d'angiocholite, etc. Sauf dans le cas d'infection générale, le staphylocoque est introduit violemment dans le péritoine.

On s'accorde à reconnaître que la péritonite à fausses membranes est due au pneumocoque ; celle à staphylocoques ou à streptocoques serait séreuse, louche, avec simples flocons fibrineux.

Foie et voies biliaires. — Les abcès métastatiques du foie sont à staphylocoques ou à streptocoques, ayant pénétré par le sang ou par les voies biliaires.

Quant aux grands abcès du foie, soit dysentériques, soit sans étiologie connue, leur agent causal est difficile à préciser. On ne compte plus les observations de pus hépatiques n'ayant donné lieu dans les milieux de culture à aucun développement microbien; sont-ils dus à des amibes, à des microbes disparaissant prématurément, à des substances solubles? On ne sait. Mais ce qui rend la question encore plus délicate, c'est l'infection secondaire observée dans plusieurs cas. Netter, par exemple, ne trouve aucun microbe à un premier examen et constate le *Bacillus coli* à un second. Charrin fait la même remarque pour une péritonite, d'autres le confirment. De ce qu'un abcès hépatique contiendra des staphylocoques, il ne s'ensuivra donc pas forcément que ces microbes en soient la cause première.

Ces réserves faites, notons que Kartulis a trouvé cinq fois le staphylocoque pyogène dans neuf abcès non dysentériques, les quatre autres étant stériles ; et trois fois dans treize abcès dysentériques, huit ne contenant pas de microbe cultivable.

Les staphylocoques jouent un rôle important dans les *infections biliaires*. Nous avons vu que la bile normale contient fréquemment des microbes ayant remonté le cholédoque.

Ce microbisme latent donnera naissance à de l'*angiocholite suppurée* dès qu'il se produira une cause adjuvante, telle surtout que la rétention biliaire. On a rencontré dans les voies biliaires infectées le staphylocoque doré (Netter et Martha, Dupré, Girode, Fraenkel, Naunyn, Lamy), le staphylocoque blanc seul (Dupré) ou associé au pneumocoque (Gilbert et Girode).

D'après Bastianelli, les angiocholites à microbes pyogènes purs ont une marche lente ; celles à *Bacillus coli* une marche plus aiguë.

L'ictère catarrhal par bouchon muqueux oblitérant peut être dû à une cholédocite à staphylocoques (Gilbert et Dominici).

Le Gall, Girode ont rencontré le staphylocoque dans le sang d'ictères graves. Hanot admet que l'ictère grave est hyperthermique quand il est dû au staphylocoque, et hypothermique dans les cas à colibacille.

Œil. — On a noté des *kératites* et des *conjonctivites*.

Oreille. — L'*otite moyenne aiguë* peut être due à plusieurs microbes (streptocoque, pneumocoque, bacille de Friedlaender, staphylocoque). L'otite à staphylocoques purs est la plus rare, mais existe (Fraenkel et Simmonds, Roher). Zaufal, Netter ne l'ont pas rencontrée. Netter a vu quatre fois le staphylocoque doré envahir secondairement des otites à streptocoques ou à pneumocoques. Il paraît incontestable que les otites moyennes ont une origine pharyngée.

Système nerveux. — On a décrit des *encéphalites suppurées* et des *empyèmes des sinus* dus au staphylocoque.

Méninges. — Les auteurs ne signalent pas la méningite suppurée monomicrobienne à staphylocoques. J'en ai cependant observé un cas bien net, sans pyohémie, à porte d'entrée inconnue. Par contre, les staphylocoques ont parfois été rencontrés associés au pneumocoque. La rareté de l'infection générale et de l'otite moyenne à staphylocoques nous explique la rareté de la méningite à staphylocoques.

Appareil génito-urinaire. — L'*infection urinaire* peut être due au staphylocoque (Kroggius), de même que l'infection salivaire (Girode), le microbe remontant par les canaux excréteurs.

Il y a aussi des *néphrites*, des *cystites* à staphylocoques, mais fort rares. Il en est de même des *métrites*, des *salpingites*. Certains auteurs ont décrit l'*infection puerpérale* à staphylocoques ; si elle existe, elle est fort rare.

Infection générale. — L'*infection purulente* généralisée (*pyohémie*) est due le plus souvent au streptocoque pyogène dont la virulence revêt un état particulier (Arloing et Chantre), mais peut également ressortir du staphylocoque pyogène (Rendu, Netter, etc.). Charrin a cultivé ce microbe dans les articulations des doigts, dans le genou, dans l'œil d'un malade qui mourut de cette pyohémie. A. Robin et Lereddc ont publié un cas typique avec abcès de la joue, de la plèvre, des sinus cérébraux, des poumons, etc. ; le point de départ avait été des vésicules d'herpès. La porte d'entrée est d'ailleurs presque toujours cutanée, par furoncles (Tizzoni, Preti), par otites (Le Gendre et Beaussenat, Netter), etc. Thiroloix a vu une infection à staphylocoques dorés (endocardite, hépatite suppurée, abcès du rein droit) être consécutive à une dilatation des bronches. La forme puerpérale est très rare (Doderlein, Martin).

Les lésions consistent en abcès miliaires disséminés avec arthrites suppurées (Voy. *Infection expérimentale du lapin*). Elles ne sont pas fatalement mortelles.

Le staphylocoque peut se rencontrer dans le sang humain *en dehors de l'infection purulente*.

Haushalter a observé trois cas d'infection sanguine par le staphylocoque à la suite de la coqueluche. G. Roux et Lannois attribuent au staphylocoque doré, trouvé dans le sang et le suc ganglionnaire d'un malade, l'adénie infectieuse qui l'emporta avec purpura et hémorragies multiples. Ils ont d'ailleurs reproduit chez le lapin l'hypertrophie ganglionnaire et les hémorragies multiples, sans parler des abcès, avec la culture pure de ce microbe. Lebreton parle d'un cas de purpura dont le sang contenait le staphylocoque blanc. Charrin a trouvé le staphylocoque doré dans toutes les vésicules d'une éruption vésiculeuse hémorragique confluente, survenue à la suite d'un embarras gastrique.

Rendu et Chaillou ont rencontré le staphylocoque dans les organes d'un malade mort à la suite d'un état typhique ataxique sans fièvre bien intense. Il n'y avait de pus que dans la lésion de broncho-pneumonie qui avait entraîné la mort.

Étienne, outre les infections générales se traduisant par une localisation quelconque, parle d'infections véritablement septicémiques, évoluant en quelques jours ou quelques mois, avec les symptômes suivants : faciès pâle, terreux, cyanosé ; dyspnée ; pouls fréquent et intermittent ; cœur faible ; vomissements ; diarrhée ; ataxo-adynamie ;

mort dans le marasme. Tous ces symptômes sont trop vagues pour constituer une entité clinique ; ils n'ont de signification que si le staphylocoque a été isolé.

Il faudrait connaître les effets de la simple intoxication staphylococcique due à un abcès local et savoir quelle est son influence prédisposante sur la pyohémie. Pourquoi le staphylocoque reste-t-il si souvent localisé et fait-il parfois de la pyohémie ? Question de terrain, plus que de virulence. Il est probable que, dans les suppurations prolongées, l'intoxication cause des dégénérescences, des hémorragies, etc., qui préparent les foyers purulents, surtout dans les reins, le foie, les muscles. Tout cela est très mal connu.

En résumé, il est impossible, à l'heure actuelle, de tracer la symptomatologie de l'infection générale à staphylocoques en dehors de l'infection purulente.

Le staphylocoque est, comme on l'a dit, un de ces microbes à tout faire, au sujet duquel on pourrait passer toute la pathologie en revue. Il n'en est pas moins intéressant.

PNEUMOCOCCIE

PAR

L. LANDOUZY

Professeur de Clinique à la Faculté de médecine de Paris.
Médecin de l'hôpital Laennec,
Membre de l'Académie de médecine.

Pour la première fois, en un livre de Pathologie descriptive (1), se trouve dénommée et décrite la pneumococcie : à conception neuve, terme neuf, description nouvelle.

Pour la première fois, en Nosographie pure, l'histoire du pneumocoque est faite au point de vue pathologique et donnée en sa vraie place, aux chapitres consacrés aux maladies infectieuses.

Pour la première fois, la pneumococcie est étudiée à son rang parmi les infections microbiennes, et non plus, d'une façon sommaire. au paragraphe consacré à la description de la pneumonie, sous prétexte que celle-ci est le mode symptomatique le plus commun, le plus éclatant et le mieux connu de l'infection localisée pneumococcique. Jusqu'à ce jour, la Nosographie s'était faite complice des médecins, qui risquent, en matière de pneumonie et de pneumococcie, de prendre la partie pour le tout, et de trouver dans la pneumonie un type quasi idéal d'affection locale, alors qu'il s'agit d'une maladie localisée.

Dans ce livre, fait tout entier de médecine moderne, l'étude de la pneumococcie est bien à sa place parmi les infections *fonctions* d'éléments pathogènes microbiens nettement définis, à côté de la streptococcie et de la diphtérie, non loin de la bacillose de Koch, infections dont l'histoire biologique occupe des chapitres spéciaux, sans préjudice des descriptions de détails et de *localisations* données à part sous les rubriques : érysipèle de la face, angine diphtérique, croup, phtisie pulmonaire, lupus, méningite tuberculeuse ; sans préjudice de la description de la pneumonie franche fibrineuse lobaire aiguë qu'on trouvera dans un autre fascicule (2).

Toute autre manière de présenter les choses eût été un anachronisme, en même temps qu'un manquement aux vues générales dont

(1) Il est nécessaire de rappeler que cet article parut en 1893, à une époque où les Pathologies descriptives ne traitaient pas les questions ressortissant à la Pathologie générale.

(2) Voy. *Nouveau Traité de Médecine et de Thérapeut.*, fascicule XXIX.

ne peut plus ne pas se soucier la Pathologie descriptive. Ils ne
seraient plus de leur temps, les pathologues qui n'appliqueraient pas
au groupement des cadres symptomatiques, au rangement des pein-
tures nosographiques, à la délimitation précise des termes, les
notions exactes et lumineuses fournies par les études d'étiologie et
de pathogénie microbiennes.

Si des chapitres entiers sont logiquement consacrés à la diphtérie,
à la streptococcie, à la bacillose, si le présent chapitre est consacré
à la pneumococcie, c'est que diphtérie, streptococcie, bacillose de
Koch, pneumococcie, qui ont maintes analogies suggestives, gagnent,
pour le complet entendement de chacune d'elles, à être rapprochées
et étudiées en leurs caractères communs ; c'est que surtout leur
description générale menacerait de s'affaiblir, de s'évanouir même,
si elle était mêlée, confondue avec chacune des études particulières
de leurs principales localisations ; c'est que le médecin s'apercevrait
moins de la prépondérance que prennent légitimement en Nosographie, comme ailleurs, les notions étiologiques et pathogéniques. La
nature d'une maladie, son évolution, les tendances qu'elle montre à
se diffuser ou à se localiser, ne sont-elles pas de bien autre importance que ses expressions symptomatiques, pour le praticien hanté
de préoccupations diagnostiques, pronostiques, thérapeutiques et
prophylactiques?

Il ne pourra plus ne pas avoir une notion claire et large des
choses de la Pathologie descriptive, le médecin qui, après avoir lu
l'histoire de la streptococcie, l'histoire de la pneumococcie, trouvera
dans d'autres chapitres la description de l'érysipèle de la face et de la
pneumonie. Sans qu'il ait besoin de faire appel à des prémisses de
Pathologie générale, le lecteur comprendra que l'érysipèle de la face
n'est qu'un des modes de réaction du derme vis-à-vis du streptocoque ; que ce n'est qu'un des modes localisés d'une maladie virulente ; que ce n'est qu'une dermopathie microbienne, tout comme le
croup n'est qu'une pathie laryngée provoquée par l'exsudation de la
muqueuse au contact des bacilles de Löffler et de leurs toxines ; tout
comme la pneumonie fibrineuse lobaire aiguë n'est qu'une fièvre pneu-
mopathique, c'est-à-dire une pathie à pneumocoques localisée, une
localisation pneumococcique au cours de l'infection pneumococcique. Celle-ci, d'ordinaire localisée exclusivement à un lobe pulmonaire, peut parfois multiplier ses localisations dans le temps et dans
l'espace, et déterminer ces pleurésies, ces arthrites, et ces otites à
pneumocoques, qui surviennent le plus souvent secondairement,
après la défervescence de la pneumonie. Elle peut même diffuser (le
pneumocoque envahissant alors le sang et devenir maladie *totius
substantiæ*, maladie infectieuse générale. Ce dernier fait, qui n'est
qu'une exception chez l'homme, est au contraire de règle chez certaines espèces animales, chez la souris, par exemple, qui pour cette

raison est devenue l'animal réactif du pneumocoque. A la vérité, le pneumocoque envahit le plus souvent le sang lors de la pneumonie lobaire, mais à l'état d'unités seulement ; en ensemençant abondamment le sang, Rosenau l'a retrouvé dans 132 cas sur 145, Silvestrini et Sertoli dans 93 p. 100 des cas, Baduel d'une façon presque constante ; Widal, Lemierre et Gadaud, bien qu'avec une technique analogue, 6 fois seulement sur 18 pneumonies.

BACTÉRIOLOGIE. — Nous définirons la pneumococcie l'ensemble des troubles organiques ou fonctionnels, localisés ou diffus, développés dans l'économie humaine par la pullulation d'un microbe spécifique, le diplocoque de Talamon-Fraenkel, agissant tant, *in situ*, par action de présence et de contact, que par toxhémie, du fait de ses sécrétions, par ses toxines.

La localisation pneumococcique la plus commune, la plus anciennement connue, la plus facile à étudier étant la pneumonie, — d'où le nom de *pneumocoque* donné au microbe pathogène isolé et étudié par Talamon-Fraenkel, — il était indiqué de rechercher dans les crachats si épais, si abondants, si particuliers des pneumoniques, la cause spécifique de la pneumonie, la médecine moderne, incitée par les découvertes de Pasteur, se refusant à accepter l'aphorisme d'Hildenbrand : *frigus pneumoniæ unica causa est.*

C'est en effet dans les crachats des pneumoniques, aussi bien que dans les alvéoles pulmonaires, qu'on parvint à isoler, reconnaître le microbe spécifique pathogène de la pneumococcie, tout comme c'est dans les fausses membranes angineuses ou laryngées qu'on mit à découvert le microbe de Löffler.

L'étude de la pneumococcie comporte l'histoire de son élément pathogène, microbe spécifique, envisagé au point de vue :

De sa morphologie ;

De ses particularités biologiques ;

De ses propriétés pathogènes chez les animaux ;

De son développement chez l'homme.

Morphologie. — Examinés, soit dans les crachats, soit dans l'exsudat alvéolaire d'un pneumonique, les pneumocoques se montrent sous forme d'articles elliptiques, unis deux par deux, d'où l'expression de *diplocoques*, expression qui n'est point ici rigoureusement exacte, puisque ces microbes ne sont pas de véritables cocci, c'est-à-dire des grains sphériques : ils sont au contraire allongés, leur extrémité est effilée, *lancéolée* (Talamon), en forme de grain de blé et non de grain de mil comme sont les véritables cocci ; ils sont en forme de flamme de bougie (Netter). Pourtant on peut voir les pneumocoques revêtir la forme de cocci et s'agglomérer en chaînes plus ou moins longues, dans le pus et les milieux de culture liquides.

Le pneumocoque, d'une longueur de $0,5\,\mu$ à $1\,\mu$, présente cette particularité bien spéciale de se montrer entouré d'une capsule qui, lorsqu'on n'a pas fait agir les réactifs colorants, apparaît sous forme d'une auréole brillante, d'une sorte de halo. Cette capsule n'est pas une zone vide, il ne s'agit pas là d'une capsule renfermant simplement le microbe comme le ferait une boîte de montre, c'est une véritable atmosphère de constitution spéciale, qui est dissoute par les bases et dont la réalité est démontrée par divers procédés de coloration. La capsule du pneumocoque, comme d'ailleurs la plupart des capsules bactériennes, n'est pas constante autour du microbe ; elle ne se forme que dans le corps de l'homme ou des animaux ; elle est toujours absente à la périphérie des pneumocoques qui se sont développés dans les milieux de culture, à moins que ceux-ci ne soient des milieux organiques, sang ou sérum (Bezançon et Griffon).

Coloration. — Le colorant de choix, pour le pneumocoque, est le violet de gentiane en solution aqueuse, en solution anilinée ou phéniquée. Teinté par le violet de gentiane aniliné ou phéniqué, le pneumocoque présente cette particularité, très importante au point de vue du diagnostic microbiologique, de garder sa coloration après qu'il a été traité par la méthode de Gram.

Pour colorer la capsule, il peut suffire d'immerger, pendant quelques minutes, la lamelle dans un bain de bleu de méthylène phéniqué. Les diplocoques apparaîtront en bleu, la capsule apparaîtra de couleur mauve. On peut encore tremper les lamelles dans une solution d'acide acétique à 1 p. 100, les laisser sécher, puis les traiter par le violet de gentiane ; ou encore les plonger d'abord dans la solution de violet phéniqué qui colore à la fois microbe et capsule, puis différencier la capsule en plongeant la préparation dans le mélange suivant (Nicolle) :

Alcool.. 2 parties.
Acétone... 1 partie.

Par l'un ou l'autre de ces deux derniers procédés les microbes apparaîtront colorés en violet noir et leur capsule en rose pâle : lesdits pneumocoques traités par la méthode de Gram cesseront d'avoir leur capsule appréciable si on a fait la double coloration par le Gram et l'éosine : la capsule est alors souvent colorée en rose.

Cultures. — Deux choses sont indispensables au pneumocoque pour qu'il puisse cultiver : un milieu faiblement alcalin ; une température assez élevée, supérieure au moins à 29° et 30° ; cette dernière condition exclut donc la gélatine comme milieu cultural.

Le pneumocoque se développe particulièrement bien lorsqu'on s'adresse aux milieux additionnés d'hémoglobine, de sérums ou de sérosités ; c'est dire qu'on l'ensemencera de préférence sur la gélose-sérum, la gélose-ascite, la gélose sanglante et dans le bouillon-sérum, le bouillon-ascite, le bouillon sanglant.

Le sérum de lapin jeune sera employé avec avantage pour l'isole-

ment du pneumocoque, car il convient très bien au diplocoque lancéolé qui s'y développe beaucoup plus abondamment et beaucoup
plus rapidement que la plupart des microbes qui l'accompagnent
dans les produits pathologiques impurs, crachats, sécrétions diverses.
Ce milieu constituera pour le microbe un véritable *milieu de
diagnostic*, car il s'y présente sous sa forme caractéristique, de diplocoque, lancéolé, encapsulé, comme dans les exsudats pneumoniques
(Bezançon et Griffon). Enfin le bouillon ordinaire, additionné de
0,5 p. 100 de glucose, donne des cultures riches, mais très acides, et
par conséquent d'une conservation très limitée.

Sur les géloses à 37° on voit apparaître rapidement, parfois en
seize heures, de fines colonies arrondies, translucides, à peine sail-
lantes, que l'on a, assez justement, comparées à des gouttes de rosée.

Examinés, après naissance dans les milieux de culture, les pneumocoques se montrent souvent sous forme de chaînettes. Ces chaînettes
sont composées d'éléments ovalaires coudés à angle obtus ou recti-
lignes, particularité qui les différencie des chaînettes de streptocoques,
composées, elles, d'éléments très nettement arrondis, ordonnés en
chapelet.

Lorsqu'on fait des ensemencements quotidiens avec une culture
en bouillon, on s'aperçoit qu'au bout de six jours, parfois même
plus tôt, les réensemencements restent stériles. C'est que, le bouillon
« ordinaire » contient toujours des sucs fermentescibles, source
d'une acidité préjudiciable à la vie du microbe. On peut prolonger
l'existence de celui-ci en ajoutant au bouillon une pincée de carbonate de chaux qui neutralise l'acide au fur et à mesure de sa production (Wurtz et Mosny). La faible vitalité du pneumocoque sur les
milieux artificiels empêche d'utiliser ceux-ci pour les recherches
expérimentales. Veut-on conserver longtemps le pneumocoque
vivant, il faut l'ensemencer dans le sang défibriné de lapin (Gilbert
et L. Fournier) ou sur le sang gélosé (Bezançon et Griffon), véritables
milieux de conservation du pneumocoque.

Le pneumocoque est à la fois aérobie et anaérobie. Il supporte bien
les abaissements de température, mais il ne supporte pas les températures d'élévation, même moyenne : à 39° il pousse déjà moins bien
qu'à 37° ; à 42° il cesse de cultiver.

Dans les crachats desséchés, le pneumocoque conserve non seulement sa vitalité, mais encore sa virulence, qu'on a pu constater après
cent quarante jours (Spolverini). Le fait est de première importance :
au point de vue de la dissémination, de la contagion de la pneumonie
dans l'espace et dans le temps ; au point de vue des mesures prophylactiques qui visent la destruction des crachats des pneumoniques.

Inoculation aux animaux. — La souris est l'animal réactif du
pneumocoque : si on lui inocule sous la peau soit une culture active,
soit une parcelle de crachat de pneumonique, elle meurt en général

au bout de vingt-deux, trente-six ou quarante-huit heures. Au point
d'inoculation on ne trouve qu'un peu d'œdème : la rate est grosse; le
sang noir, présentant les caractères de ce qu'on appelait autrefois
le *sang dissous*, fourmille de pneumocoques; l'examen microbiologique de tous les viscères révèle la présence de nombreux pneumocoques; l'infection est partout, la pneumococcie est générale. La sensibilité de la souris au pneumocoque en fait *l'animal réactif* des
infections pneumococciques; l'inoculation à la souris permet, à
cause de cette sensibilité même, de séparer le pneumocoque des
autres germes qui peuvent lui être associés dans un produit pathologique: sous l'influence de ces microbes, il se produit une petite
infection, mais celle-ci reste localisée, et seul le pneumocoque passe
dans la circulation générale, déterminant la mort de l'animal.

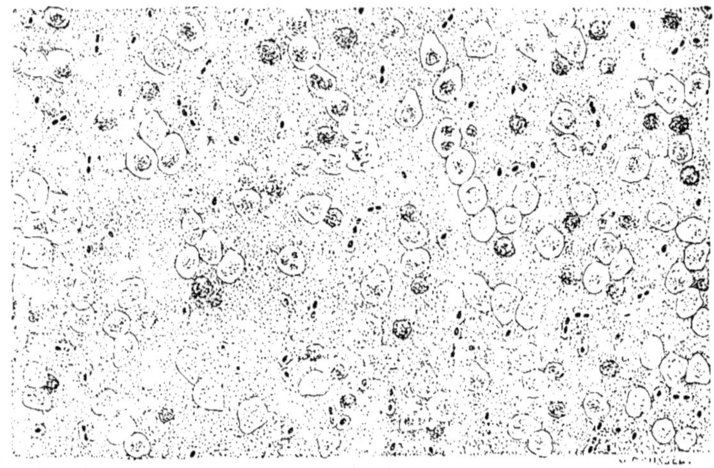

Fig. 18. — Sang de lapin. — Infection pneumococcique provenant de crachats
d'une pleuro-pneumonie : adulte. — Coloration par le violet de méthyle 6 B phéniqué Gram. — Recoloration du fond par l'éosine. — Immersion Verick 1/20. —
Dessin à la chambre claire.

La sensibilité excessive de la souris au pneumocoque en fait un
mauvais terrain pour reproduire chez l'animal des lésions analogues
aux déterminations localisées de la pneumococcie humaine; veut-on
les obtenir, on doit s'adresser à des animaux plus résistants, surtout
au chien et au mouton. Chez eux, l'injection de crachats pneumoniques dans le parenchyme pulmonaire provoque la production d'un
bloc d'hépatisation analogue à celui qu'on observe dans la pneumonie lobaire aiguë franche de l'homme. Si, au lieu de faire l'inoculation dans le poumon, on la fait dans la plèvre ou dans la cavité
péritonéale, on produit une exsudation de sérosité et de fausses
membranes fibrino-purulentes aboutissant d'ordinaire à la mort,

d'autant plus facilement que l'animal est plus jeune. Chez le singe, Römer a reproduit, par inoculation directe du pneumocoque dans la cornée, un ulcère cornéen analogue à celui de l'homme. Le lapin constitue aussi un excellent terrain d'étude de la pneumococcie expérimentale (fig. 18) : la lésion est variable selon la dose de la culture et la virulence de celle-ci ; très virulent, le pneumocoque, inoculé sous la peau, ne donne qu'un peu d'œdème et l'animal meurt de septicémie rapide en présentant des lésions hémorragiques de l'intestin, des poumons et de petites ecchymoses, à la face interne de la peau (Bezançon et Griffon). Le pneumocoque est-il moins virulent, il éveille la réaction défensive de la fibrine (Gilbert et Fournier et l'on trouve, au point d'inoculation, de grosses fausses membranes fibrineuses ; le pneumocoque est-il très atténué, les animaux survivent, présentent des abcès, et surtout des arthrites suppurées Bezançon et Griffon).

Les oiseaux (poules, pigeons, etc.) sont absolument réfractaires au microbe de Talamon-Fraenkel, « même lorsqu'à l'infection pneumococcique on associe les toxines du *Bacterium coli* ou du *Vibrio Melchnikovi* (1) ».

Cependant il est possible de cultiver le pneumocoque en sacs de collodion dans le péritoine du pigeon : celui-ci, bien entendu, n'en souffre nullement (Maurice Nicolle).

Toxine pneumococcique. — Contrairement au bacille de la diphtérie ou au bacille tétanique, le pneumocoque sécrète peu de toxine soluble, et les bouillons de culture, débarrassés du microbe par filtration, ne déterminent que des lésions minimes chez des animaux auxquels on les a injectés. Il semble cependant, comme l'ont montré Emmerich, Mosny, Issaeff, que les macérations d'organes, les exsudats péritonéaux et pleuraux, le sang des animaux ayant succombé à la septicémie pneumococcique expérimentale, conservent, après filtrations, des propriétés toxiques.

L. Fournier et Carnot ont étudié, au moyen de la dialyse, les produits solubles du pneumocoque ; ils ont obtenu ainsi une toxine qui détermine surtout des lésions du système musculaire. L'injection de quelques gouttes de cette toxine dans le poumon détermine la formation d'un bloc d'hépatisation rouge avec coagulum fibrineux.

HISTORIQUE. — Ce n'est que lentement, difficilement, après bien des travaux et des controverses, que, la lumière se faisant sur le rôle étiologique et pathogénique du diplocoque, on est arrivé à la conception si simple de la pneumonie que nos pères leur description de la péripneumonie en fait foi) considéraient, en somme, avec raison, comme une fièvre.

C'est en 1881 qu'il est question, pour la première fois, du pneumo-

____

(1) Issaeff, Contribution à l'étude de l'immunité acquise contre le pneumocoque *Ann. de l'Inst. Pasteur*, 1893, p. 64.

coque, alors que Pasteur, Roux et Chamberland, inoculant à deux lapins la salive d'un enfant mort de la rage, virent les animaux mourir en trente-six heures ! Le sang des deux premiers animaux, injecté à d'autres lapins, fit mourir ceux-ci encore plus rapidement, en moins de vingt-quatre heures.

Dans le sang de tous ces lapins, Pasteur, Roux et Chamberland trouvaient et décrivaient un organisme en 8, entouré d'une zone translucide, détail particulier qui valut au microbe découvert le nom de *microbe à auréole*.

Ces faits étaient communiqués par Pasteur à l'Académie de médecine dans la séance du 25 janvier 1881. Deux mois après (22 mars), il présentait une nouvelle note dans laquelle il disait avoir trouvé le même microorganisme à auréole dans la salive de trois enfants morts de broncho-pneumonie à l'hospice des Enfants-Assistés, et dans la salive d'une femme adulte bien portante ; il en tirait cette conclusion que ledit microbe n'avait rien à voir avec la rage.

Cependant, le microbe « à auréole » était mis à l'étude au laboratoire de Pasteur : cette étude aboutit aux découvertes suivantes.

Le microbe en 8 de chiffre :

a. Inoculé aux lapins, les fait mourir de septicémie en vingt-quatre ou trente-six heures, avec œdème au point d'inoculation, avec gonflement ganglionnaire, avec sang noir et mal coagulé ;

b. Perdait son auréole dans les milieux de culture employés ;

c. Était à la fois aérobie et anaérobie ;

d. Voyait sa virulence s'atténuer, au bout d'un certain temps, par son exposition à l'air ;

e. Faisait des animaux inoculés survivants des réfractaires à une inoculation ultérieure, si bien qu'il vaccinait les animaux qu'il n'avait pas tués (Congrès de Genève).

On reconnaît facilement dans les conclusions des travaux du laboratoire de Pasteur — il y a là un point d'histoire bactériologique des plus intéressant — l'ensemble des caractères propres au pneumocoque tels que nous les avons donnés plus haut, tels qu'ils sont aujourd'hui décrits partout.

Après les recherches du laboratoire de Pasteur, les premiers travaux qui firent époque dans l'histoire du microbe en 8 de chiffre sont ceux de Friedlaender (1).

A Friedlaender revient, sans conteste, le mérite d'avoir vu, reconnu et bien décrit, et sur des lamelles et sur des coupes, le vrai pneumocoque : il indique nettement sa forme elliptique et son groupement par deux articles ; il donne de la façon la plus nette et la plus claire la description du diplocoque ; il dit, en toutes lettres, que le microbe

1 FRIEDLAENDER, Ueber die Schizomyceten bei der acuten infectiosen Pneumonie (*Arch. für pathol. Anat.*, 1882, t. LXXXVII). — Die Mikrokokken der Pneumonie (*Fortschrift der Medicin*, 1883).

« qu'il considère comme l'agent pathogène de la pneumonie, conserve sa coloration après qu'il a été traité par la méthode de Gram ».

Malheureusement, la synthèse que Friedlaender voulut, par la culture, faire du microbe de la pneumonie, faussa, dans ses résultats, la description premièrement donnée. Ayant fait ses cultures à basse température, Friedlaender obtint un organisme tout autre que celui qu'il avait primitivement déterminé, organisme qu'il eut le tort d'identifier avec celui qu'il avait si bien vu, si nettement décrit sur les coupes de poumons pneumoniques : c'est à cet organisme, bacillaire et non coccique, qu'on donne aujourd'hui le nom de *bacille de Friedlaender*.

PNEUMOCOQUE.	BACILLE DE FRIEDLAENDER.
Coccus;	Bacille;
Ne pousse pas au-dessous de 25°;	Pousse bien à la température ordinaire;
Donne des cultures très discrètes sur gélose;	Donne des cultures très abondantes;
Donne des cultures insignifiantes sur pomme de terre;	Cultures épaisses, gris rosé avec production de bulles gazeuses;
Ne peut être réensemencé passé six jours;	Peut être réensemencé après six, huit mois et plus;
Garde sa coloration après le Gram;	Perd sa coloration après le Gram;
Capsulé;	Capsulé;
Tue le lapin.	Ne tue pas le lapin (1).

Le seul point de ressemblance existant entre les deux organismes, c'est que tous deux sont *capsulés* : en dépit de la confusion dans laquelle ses cultures firent tomber Friedlaender, il n'en faut pas moins reconnaître que c'est lui qui, le premier, a bien vu, nettement reconnu et absolument bien décrit le diplocoque dans l'exsudat pulmonaire des pneumoniques.

Le premier qui ait su cultiver le véritable pneumocoque et qui ait fait cesser toute confusion entre le pneumocoque et le bacille de Friedlaender, c'est Talamon (2) par ensemencement de bouillon de Liebig avec du suc pulmonaire de pneumonique, et dans un cas avec le sang d'un pneumonique agonisant : ses cultures étaient faites à 37°.

Après les cultures de Talamon viennent les travaux d'Albert Fraenkel (3) sur le diplocoque et ses cultures : ses études, entre autres mérites, ont eu celui d'établir que le diplocoque de la pneumonie et celui de la septicémie salivaire ne sont qu'un seul et même organisme.

A ces travaux de la première heure, dont l'importance capitale et décisive rend légitime la dénomination de *diplocoque de Talamon-Fraenkel* sous laquelle nous désignons l'agent pathogène de la pneu-

(1) Le lapin, considéré comme réfractaire au pneumobacille, ne présente en réalité qu'une immunité relative (Denys et Martin-Roger). D'après Roger, l'inoculation intraveineuse de cultures de ce microbe peut déterminer une septicémie, accompagnée ou non de manifestations hémorragiques.

(2. TALAMON, Coccus de la pneumonie (*Soc. anat. de Paris*, 30 novembre 1883).

(3) A. FRAENKEL, *Deutsche Congress für ismen Medicin*, 1884. — Weitere Beitrage zur Lehr von den Mikrokokken der jenninen fibrinosen Pneumonie (*Zeitschr. für klin. Med.*, 1886, t. XI).

monie, à ces travaux de la première heure sont venus s'ajouter ceux de Weichselbaum et de Netter.

Ces auteurs, et beaucoup d'autres à leur suite, ont nettement démontré : que bien d'autres affections que la pneumonie étaient *fonction* de pneumocoques; que le diplocoque de Talamon-Fraenkel était l'agent spécifique de maintes autres localisations morbides que la pneumonie, puisqu'on peut voir la pneumococcie localisée sur presque tous nos tissus et tous nos viscères, et cela avec ou sans pneumonie antérieure ou concomitante.

C'est ainsi que Weichselbaum, Netter ont démontré la présence du diplocoque de Talamon-Fraenkel dans les foyers de broncho-pneumonie; Netter l'a vu dans un cas de bronchite pseudo-membraneuse; Ménétrier et Duflocq dans certaines formes de bronchite aiguë généralisée; Netter dans des cas de laryngites pseudo-membraneuses; Jaccoud et Ménétrier, et nous-même dans des amygdalites et des angines à fausses membranes; Duplay et Cazin, Claisse et Dupré dans des parotidites suppurées; Netter et Martha, dans des otites moyennes; Weichselbaum dans certaines phlébites des sinus. Une des localisations les plus graves du pneumocoque est la localisation méningée, soit que celle-ci demeure exclusivement cérébrale ou exclusivement spinale, soit qu'elle apparaisse d'emblée cérébro-spinale. Toutefois, la méningite cérébro-spinale proprement dite, épidémique, est *fonction* d'un organisme essentiellement différent du pneumocoque. Il s'agit alors du méningocoque de Weichselbaum, autrefois considéré à tort comme une variété de pneumocoque (variété méningitique de Foa ; il s'agit d'un microbe que tous ses caractères distinguent et éloignent du pneumocoque de Talamon-Fraenkel pour le rapprocher du gonocoque de Neisser.

Toutes les séreuses peuvent s'enflammer au contact du pneumocoque : la plèvre et le péritoine par exemple, qui se sont montrés pris d'emblée sans pneumonie antérieure Talamon, Fraenkel, Weichselbaum. Netter, etc. ; le péricarde (Banti, Vanni ; le péritoine (Weichselbaum. Babès. Nélaton); les séreuses articulaires et péri-osseuses, puisque Foa et Uffreduzzi, Weichselbaum, Guarneri, Boulloche, etc., ont décrit des arthrites à pneumocoques, et Leyden et Fraenkel des périostites suppurées pneumococciques.

Ortmann, Netter ont trouvé le diplocoque lancéolé dans le pus d'abcès sous-cutanés; Gérard-Marchant l'a vu produire une thyroïdite suppurée : Netter un abcès du foie ; Gilbert et Girode la suppuration des voies biliaires.

Cette dissémination du pneumocoque s'explique par ce fait que, dans certaines circonstances mal connues, non encore déterminées, il peut passer dans le sang où maints observateurs l'ont trouvé. Dans un cas de *phlegmatia alba dolens*, au cours d'une pneumonie grave, Mya a pu, par l'examen direct, par la culture et l'inoculation aux animaux, déceler la présence du pneumocoque dans le thrombus.

L'existence du pneumocoque dans le sang explique la genèse de l'endocardite pneumococcique (Osler, Netter, Lion, etc.), du purpura à pneumocoques (Claisse) ; enfin la pénétration du microbe dans les glomérules de Malpighi (Koch) établit la pathogénie de certaines albuminuries et des lésions rénales étudiées par Caussade dans sa thèse de 1890.

L'infection sanguine pneumococcique donne la clef de certaines infections fœtales contemporaines de celles de la mère, et de la transmission directe du diplocoque de la mère à l'enfant. Ce passage, maintes fois observé chez les animaux, a été constaté par Netter (1) chez la femme. Il s'agissait, dans le cas de Netter, si suggestif non seulement pour l'histoire de la pneumococcie mais encore pour l'histoire des maladies infectieuses, d'un enfant né à terme qui mourait, quatre à cinq jours après sa naissance, d'une pneumonie compliquée de pleurésie, de péricardite et d'otite : la mère avait une pneumonie lobaire dont elle guérit.

PATHOGÉNIE. — Comment se fait l'infection pneumococcique ?

D'abord, par contagion : nombre d'épidémies de prisons, de casernes, d'hôpitaux, de villages, de maisons, l'ont péremptoirement prouvé. La longue persistance de la virulence de pneumocoques dans les crachats desséchés et la présence possible du diplocoque dans d'autres excreta ou secreta permettent de comprendre comment le contact de linges, d'ustensiles ou d'objets ayant servi à un pneumonique peut être l'intermédiaire entre le contaminé et le contaminable, sans parler de la contagion par l'intermédiaire des « gouttelettes » de Flügge (2). Toutefois il semble que, le plus souvent, ce ne soit pas par contagion directe que nous devenions pneumoniques. Il semble plutôt que nous fassions nous-mêmes notre pneumonie ; Bezançon et Griffon ont montré que, dans les affections à pneumocoques, le sérum du malade agglutine toujours davantage, quelquefois exclusivement, le pneumocoque qui se trouve dans la bouche du pneumonique que tout autre échantillon de pneumocoque ; il semble plutôt qu'il faille au pneumocoque, pour se déterminer chez nous en une pneumococcie localisée, que nous fournissions au pneumocoque, hôte habituel de certaines de nos cavités naturelles, aide ou occasion. Le pneumocoque importé, il faut, pour que, d'hôte indifférent et supporté, il devienne agent nocif et infectant, il faut que nous lui offrions, par aptitude héréditaire ou acquise, momentanée ou durable,

(1) NETTER, *Soc. de biol.*, 9 mars 1889.
(2) Nous rappellerons que, sous ce nom, le savant hygiéniste de Breslau désigne les particules liquides très ténues, invisibles à l'œil nu, que les malades atteints d'affections microbiennes des voies respiratoires peuvent projeter — en toussant ou même simplement en parlant — à des distances parfois assez grandes, et qui, inhalées par l'entourage, constituent un agent d'infection autrement dangereux, parce que plus virulent, que les produits pathogènes desséchés.

tout un ensemble de constituants physiques, chimiques et dynamiques propres à *cultiver* le pneumocoque. La réalité de cette aptitude est démontrée par les exemples non exceptionnels de deux, trois ou quatre pneumonies survenant chez un même individu au cours de son existence.

Si la pneumonie est chose commune, si c'est, de toutes les localisations pneumococciques, la plus fréquente, c'est que le diplocoque lancéolo-capsulé est chez l'homme, enfant, adulte ou vieillard, un hôte constant de la cavité bucco-pharyngée.

Netter n'avait-il pas prouvé que, sur cent salives examinées de personnes bien portantes, le diplocoque existait vingt fois? Pasteur n'avait-il pas trouvé dans la salive d'un enfant (mort de la rage) le microbe « à auréole » ? Les recherches les plus récentes de Bezançon et Griffon ont montré la présence de ce microbe à la surface de l'amygdale 40 fois sur 40 examens. Ce microbe, hôte de la bouche d'hommes bien portants, indifférent en apparence, inoffensif tant qu'il ne quitte pas la cavité buccale, est cependant capable, inoculé sous la peau d'un lapin, de le tuer en vingt-quatre ou trente-six heures, de telle sorte qu'on ne peut que partager la surprise de Pasteur « en apprenant l'existence dans la salive, et particulièrement dans la salive des enfants, d'un microbe spécial dont l'inoculation, aux plus petites doses, amène si facilement la mort des lapins (1) ».

Pourquoi, en vertu de quelles raisons, pareil microbe, doué de semblable virulence, ne détermine-t-il pas de lésion dans certaines circonstances? Pourquoi, dans d'autres, devient-il la cause d'une pneumopathie ?

C'est que les premières voies de l'appareil respiratoire, continuellement en contact avec les poussières microbiennes, sont pourvues de moyens de protection et de résistance aussi puissants que variés. C'est ce que Claisse (2) a bien mis en évidence, quand il a montré : comment le rideau de cils vibratiles étendu sur la palissade épithéliale, le mucus sécrété par les glandes bronchiques, la sensibilité dont est douée la muqueuse. et surtout le riche appareil lymphatique dont elle est pourvue, concourent à la lutte contre l'infection.

Les remarquables recherches et les importantes découvertes de Metchnikoff nous donnent. elles aussi, la clef de faits maintes fois constatés, sinon expliqués par la Clinique. à savoir qu'un même individu, qu'un même terrain, succombera demain aux entreprises d'un agent infectieux, alors que, hier, il s'y était montré réfractaire.

Semblable en cela aux nations, qui, voulant la paix, préparent la guerre, notre organisme ne conserve la santé que grâce à l'activité d'une véritable armée de défenseurs que Metchnikoff nous a montrés occupés à faire prisonniers les microbes assaillants et envahisseurs.

(1 Pasteur. *Acad. de méd.*, 21 mars 1881.
(2 Claisse, L'infection bronchique. Thèse de Paris, 1893.

Nos défenseurs, ce sont nos cellules phagocytaires, qui, dès que les microbes pénètrent dans notre milieu intérieur, entrent en lutte avec eux, les englobent, les fixent et le plus souvent les rendent inoffensifs et les détruisent.

C'est ainsi qu'à l'entrée des infundibula pulmonaires nous sommes protégés par une véritable ligne, par un véritable rempart de macrophages, les « cellules à poussières, *Staubzellen* », comme les appellent les Allemands : leur rôle a été bien mis en lumière par les recherches de Tchistowitch (1). C'est vraiment dans l'activité variable du phagocytisme qu'il faut chercher la clef de la connivence ou de la non-connivence de notre économie aux toujours menaçantes infections microbiennes dont une première atteinte ne confère pas l'immunité. Vienne à faiblir ou à manquer l'activité de notre phagocytisme, et le diplocoque de Talamon-Fraenkel, passant dans l'arbre respiratoire, non arrêté, non emprisonné par les cellules macrophages, s'y fixe, s'y développe, s'y cultive, et fait *in situ* une pneumococcie dont l'anatomie pathologique et la symptomatologie nous traduisent le siège et l'importance par toute une série de troubles organiques et de troubles fonctionnels qu'analysera la pathologie descriptive au chapitre *Pneumonie*.

La notion *étiologique* des diplococcies étant aujourd'hui des plus simple, puisqu'elle repose tout entière sur la démonstration d'une infection spécifique, la difficulté ne porte plus que sur la pathogénie : la difficulté consiste à pénétrer les causes occasionnelles, c'est-à-dire les conditions qui favorisent l'infection en diminuant ou en supprimant la protection et la résistance phagocytaires.

Le traumatisme, ainsi que l'ont montré Nocard et Roux, le surmenage, sont à ce point de vue très efficaces : nous savons la fréquence de pneumonies à la suite de traumas thoraciques, à la suite du surmenage, celui-ci devant être compris dans le sens le plus étendu ; le surmenage devant être apprécié bien moins par la considération de l'effort ou du travail que par la considération du support. Ce n'est point par amour du paradoxe que nous répétons depuis longtemps : on ne surmène guère que les individus et les appareils surmenables. Le surmenage ne doit jamais, en médecine, être considéré comme un élément portant en soi des résultats : non seulement, à égalité de travail à donner et d'assauts à subir, le surmenage est variable d'un jour à l'autre, mais encore est variable d'un appareil à l'autre. D'une même cause apparente résulte parfois la défaillance de viscères différents. C'est ainsi que la fatigue générale ou partielle du système nerveux d'une part, la défaillance totale ou territoriale du phagocytisme d'autre part, entraînent : soit une pathie viscérale, isolée (insuffisance cardiaque, insuffisance hépatique, par exemple) ; soit des polypathies viscérales, associées (insuffisance nerveuse, insuffisance

______

(1) Tchistowitch, Des phénomènes de phagocytose dans les poumons (*Ann. de l'Inst. Pasteur*, 1889).

cardiaque, hépatique et rénale, par exemple); soit une infection étroitement limitée à un organe dont la pneumonie pourrait être donnée comme le prototype; soit une infection d'emblée ou rapidement diffusante.

L'histoire de la pneumonie et de certaines de ses complications chez les débiles, chez les alcooliques, chez les diabétiques, chez les surmenés, chez les femmes enceintes, fournirait maints exemples concrets de ces données pathogéniques générales sur lesquelles ce n'est point le moment d'insister ici.

Le froid, soit le froid prolongé, soit le coup de froid, perturbant l'activité phagocytaire, devait être un des facteurs *occasionnels* relevés à l'origine des diplococcies pulmonaires. On n'a point oublié que nos pères faisaient du froid *la* cause de la pneumonie : il y a dans cette conception, qui consiste à faire de l'occasion d'une maladie son déterminisme, une part de vérité, puisque le froid est une des causes qui, en matière d'infection diplococcique, change l'imminence morbide en opportunité morbide.

L'irritation locale aurait, d'après les expériences suggestives de Gamaléia (1), ici, comme en d'autres infections, son importance. On sait que, chez le mouton, l'injection intratrachéale d'une culture de pneumocoques virulents, même à forte dose, 10 centimètres cubes, ne produit absolument rien. La raison en apparaît que les diplocoques sont englobés et détruits à leur arrivée aux alvéoles pulmonaires par les macrophages. L'animal assailli localement par une infection ne capitule pas grâce à l'intégrité organique et vitale de ses défenses phagocytaires ; que si, chez le même animal, on prélude à l'injection trachéale virulente par une injection intratrachéale de tartre stibié, l'injection diplococcique devient efficace, l'expérimentateur ayant fait tomber le rempart protecteur ; alors la pneumonie se déclare, pouvant aller jusqu'à entraîner la mort de l'animal.

L'expérimentation explique ainsi la genèse et la gravité de la pneumonie apparaissant chez un homme déjà malade ou convalescent.

D'après cela, on aurait tort de renier tout entiers les enseignements de l'ancienne pathologie : pour peu qu'on sache les tenir en leur rang de causes occasionnelles, il faut considérer le froid, le traumatisme, le surmenage, la faiblesse congénitale ou acquise, l'alcoolisme, certaines maladies locales ou générales, comme préparant l'infection, comme faisant le diplocoque, si habituellement indifférent, tout d'un coup morbiférant. La pneumonie n'est, après tout, à la suite d'un refroidissement, qu'un de ces exemples assez communs de microbisme latent n'attendant qu'une occasion pour devenir microbisme maléficiant.

Le plus ordinairement, chez l'homme, la diplococcie, en tant que

____

(1) Gamaléia, Étiologie de la pneumonie fibrineuse (*Ann. de l'Inst. Pasteur*, t. II, 1888).

culture infectieuse, reste localisée ; le développement du diplocoque, se cantonnant en un lobe du poumon, fait la pneumonie lobaire, et s'il survient des phénomènes généraux, fièvre, délire, anorexie, etc., ceux-ci sont attribuables, non à la dissémination des diplocoques dans l'organisme, mais à leurs toxines.

Si, dans l'immense majorité des cas, la diplococcie humaine reste, histopathologiquement parlant, locale ; si l'affection évolue sous forme de pneumopathie isolée, il est des cas où elle devient maladie générale, l'homme se comportant vis-à-vis du diplocoque absolument comme la souris ou le lapin, l'homme ayant une pneumococcie généralisée, et non plus seulement pulmonaire, dans laquelle la pneumopathie est pour ainsi dire noyée ; dans laquelle la pneumonie même peut faire défaut. Ceci prouve, pour le dire en passant, combien il serait préférable de s'en tenir à la rigoureuse propriété des termes, et d'abandonner définitivement les mots *pneumocoque* et *pneumococcie* pour les remplacer par les mots *diplocoque lancéolé-capsulé*, et *diplococcie* : les termes *pneumocoque* et *pneumococcie* risquant de ramener toujours et quand même l'esprit du médecin à l'idée d'une affection pulmonaire nécessaire. La dénomination *streptococcie* avec accolement d'épithètes, rappelant les localisations, ne se substitue-t-elle pas heureusement aux rubriques érysipèle, fièvre puerpérale, phlegmons, etc., l'obligation actuelle de la nosographie étant de faire ses dénominations, toutes de notions étiologiques, et non plus de données anatomiques ou symptomatologiques ?

Force nous est aujourd'hui, au lit du malade, non plus de penser symptomatologiquement comme le faisait, et cela avec tant de perspicacité, l'ancienne médecine ; non plus anatomo-pathologiquement comme le faisaient avec tant d'autorité nos pères ; non plus pathogéniquement comme nous l'essayions hier et l'essayons encore, mais bien *étiologiquement* comme nous le pouvons faire déjà en bon nombre d'affections, et comme le pourront mieux et plus les pathologues de demain.

La diplococcie générale, disions-nous plus haut, peut, ou se montrer d'emblée, et cela en particulier au cours de certaines épidémies, alors que la virulence du microbe semble être prodigieusement exaltée (épidémies de pneumonies malignes des anciens), ou se montrer secondairement à une pneumonie de symptomatologie tapageuse, rappelant alors assez bien l'évolution de ces tuberculoses aiguës qui ont pour point de départ un foyer de tuberculose locale.

Nous visons spécialement, parlant ainsi, ces faits de pneumonies qui, suivant l'expression de Germain Sée, d'infectieuses deviennent infectantes, et sont le point de départ de diplococcies secondaires sous forme de pleurite, de phlegmon, ou d'arthrite, la diffusion de l'agent pathogène se faisant par l'intermédiaire du sang.

La constatation du diplocoque dans le sang ne donne pas réponse à la question qu'on doit se poser quand on voit la diplococcie tantôt rester localisée, tantôt se généraliser ? Surprendre le diplocoque dans le sang, c'est simplement découvrir le procédé instrumental mis en œuvre par la maladie pour, de localisée, devenir générale ; c'est nous renseigner sur le comment et non point sur le pourquoi. La raison majeure du cantonnement ou de la diffusion de la maladie nous est donnée par le phagocytisme ; les expériences de Tchistowitch ne lui ont-elles pas permis d'établir : que l'éréthisme des cellules phagocytaires, que l'englobement des microbes sont d'autant plus actifs que la résistance d'un organisme à l'infection diplococcique est plus grande. C'est ainsi que la réaction phagocytaire vis-à-vis du diplocoque lancéolé-capsulé, très vive et très accusée chez le mouton, chez le chien (animaux prenant difficilement la pneumococcie), est insignifiante chez le lapin, animal sensible, et nulle chez la souris, animal sensible par excellence, animal réactif, et cela en raison des phénomènes de chimiotaxie naturelle que nous ont fait connaître les recherches de Leber, Massart et Bordet, Gabritchewsky, Suchorer. De telle sorte que nous pouvons retourner la formule énoncée plus haut, et dire : la résistance d'un organisme à l'infection diplococcique est d'autant plus faible qu'il présente moins de phénomènes phagocytiques. On conçoit que cette diminution de la réaction phagocytaire puisse exister chez l'homme en diverses conditions, soit isolées, soit associées : dans le cas d'organisme affaibli par une maladie antécédente ; dans le cas de diplocoques très virulents ou proliférant de façon suraiguë, etc. La provenance, l'âge des diplocoques jouent de leur côté un rôle important.

IMMUNITÉ VIS-A-VIS DU PNEUMOCOQUE. — Dans le cours de leurs recherches sur le diplocoque, les expérimentateurs, notamment A. Fraenkel et Netter, virent que certains animaux, qui avaient survécu à une première infection pneumococcique, se montraient réfractaires à une seconde : de là l'idée de *vaccinations* préventives contre le microbe Talamon-Fraenkel, vaccinations intéressant la prophylaxie, puisqu'elles tendraient à réduire l'organisme à ne plus entrer en connivence avec le diplocoque ; de là aussi l'idée d'une *thérapeutique*, d'une injection curative applicable à la pneumonie en évolution ; injection se proposant d'enrayer l'infection et l'intoxication diplococciques, en un mot d'enrayer la pneumonie.

C'est à Foa personnellement, et à Foa assisté de Carbone et de Scabia, que sont dues les principales recherches entreprises dans ce sens : à côté de leurs travaux se placent ceux d'Emmerich et Fowitzky, des frères Klemperer, de Mosny et d'Issaeff. A ce propos, il n'est pas sans intérêt de rappeler que les premiers cas d'immunité pneumococcique ont été ceux de Pasteur, qui nous avait averti que les lapins survivant aux inoculations de son microbe « à auréole » s'étaient montrés réfractaires à une nouvelle inoculation.

On peut immuniser les animaux contre le pneumocoque par les pneumocoques vivants ou morts.

Dans le premier cas, on s'adresse, soit à des doses croissantes d'une culture virulente (Fraenkel), soit à une dose constante de cultures de plus en plus actives (Foa et Bordoni-Uffreduzzi), soit à de vieilles cultures (Biondi), soit à une culture sur gélose raclée et émulsionnée dans de l'eau salée additionnée de krystal violet (Sergent), soit enfin à des humeurs ou organes d'individus ou d'animaux infectés (Netter, les Klemperer).

Dans le second cas, on emploie tantôt les microbes chauffés (les Klemperer), tantôt les humeurs ou organes pneumococciques chauffés ou desséchés (Netter, les Klemperer, Issaeff), tantôt des extraits glycérinés de cultures (les Klemperer, Foa et Scabia), tantôt le précipité alcoolique de cultures filtrées (les Klemperer), tantôt le précipité engendré, dans les mêmes cultures, par addition de sulfate d'ammoniaque (Foa et Carbone), tantôt des extraits glycérinés d'humeurs ou d'organes infectés (Vassale et Montano), etc.

L'immunité ACTIVE ainsi obtenue a été considérée par les Klemperer comme de nature antitoxique (opinion abandonnée aujourd'hui); Bonome l'a cru liée au pouvoir bactéricide des humeurs, tandis que Issaeff, rejetant cette idée, invoque exclusivement les propriétés acquises des phagocytes. Issaeff a montré que si on injecte à un animal un mélange de pneumocoques et de sérum de lapin vacciné, l'animal résiste, non pas parce que le pneumocoque est détruit, mais parce qu'on injecte en même temps que le pneumocoque resté virulent (comme le prouve, par filtration, la séparation du microbe et du sérum) un sérum préventif.

L'immunité PASSIVE est conférée par le sérum des animaux hypervaccinés. D'ordinaire, on commence par traiter ceux-ci avec les microbes morts, puis on continue avec les germes vivants à doses croissantes. On peut ainsi obtenir des sérums spécifiques avec le lapin, le chien, la chèvre, le cheval, les bovidés. A ces recherches sérothérapiques sont surtout attachés les noms de Emmerich et Fowitzky, Arkharow, Mennes, Pane, Römer, Neufeld, etc.

Un sérum vraiment actif se montre non seulement préventif, mais encore curatif. En voici un exemple : 2 centimètres cubes de sérum préservent le lapin contre cent mille doses mortelles de pneumocoques; ce sérum, à dose un peu supérieure, empêche encore la mort injecté quatre heures après l'infection (Mennes). Les Klemperer ont même mentionné un sérum susceptible de sauver le lapin vingt-quatre heures après l'inoculation pneumococcique (réalisée évidemment à l'aide d'un pneumocoque moins virulent que celui de Mennes qui tuait en vingt-quatre heures au plus).

Rappelons que de tels sérums sont bactéricides *in vitro* (Römer), mais, il faut bien le dire, vis-à-vis de faibles masses de pneumocoques.

Metchnikoff, Issaeff avaient signalé que le pneumocoque cultivé dans le sérum des animaux vaccinés se dispose en chaînette. Bezançon et Griffon ont fait connaître le pouvoir agglutinant du sérum des animaux vaccinés et surtout des individus ou animaux infectés ; dans leurs expériences, il s'agissait d'agglutination du pneumocoque à l'état naissant, déterminée en cultivant le pneumocoque directement dans le sérum pur. Cultivé dans ces conditions, le pneumocoque ne se présente plus, comme dans le sérum normal, sous l'aspect d'un diplocoque en capsule, mais se groupe en chaînettes enchevêtrées ou en véritable amas.

La propriété agglutinante chez l'homme ne peut être en général révélée par la technique de Widal. Parfois cependant le sérum des pneumoniques recèle beaucoup d'agglutinine ; on peut alors agglutiner le pneumocoque non seulement à l'état naissant, mais encore par mélange (Neufeld, Huber, Jehle). Wadsworth a indiqué le premier le pouvoir précipitant du sérum des gens atteints de pneumonie. Menfeld a obtenu expérimentalement des sérums infiniment plus actifs, lesquels agissent par mélange et même après dilution, absolument comme les sérums des typhiques vis-à-vis des bacilles d'Eberth lors de l'épreuve de Widal. De semblables sérums ne peuvent être obtenus qu'en injectant aux animaux de fortes doses de microbes, auquel cas on perd toujours un certain nombre de lapins en expérience. Menfeld a montré, également, que les sérums antipneumococciques contiennent des précipitines spécifiques amenant la formation de dépôts dans les filtrats de culture auxquels on les ajoute.

Les auteurs ont longtemps différé d'opinion au sujet de l'existence ou de la non-existence de propriétés préventives dans le sérum des pneumoniques. Ces propriétés, nous le savons, sont dues, selon la loi de Bordet, à la collaboration de deux substances, la *sensibilisatrice* (spécifique, produit de l'immunisation ou tout au moins de l'infection) et l'*alexine* (existant normalement dans le sérum). Römer a tranché la question en prouvant que le sérum des pneumoniques contient toujours de la sensibilisatrice en quantité décelable ; mais que l'alexine peut y manquer, ou tout au moins demeurer insuffisante pour la mise en valeur de l'autre substance. D'où l'explication des faits négatifs des auteurs. Si, comme l'a fait Römer, on ajoute du sérum humain normal (alexine) à des sérums de pneumoniques qui ne préservaient point les animaux, ces sérums deviennent actifs après cette addition ; il ne leur manquait donc que l'alexine.

La sérothérapie antipneumococcique, malgré les nombreux travaux dont nous avons parlé, et notamment ceux de Pane et de Römer, se référant le premier à la pneumonie et à diverses pneumococcies, le second à l'ulcère de la cornée, ne s'est pas encore répandue, sans que l'on puisse bien comprendre pourquoi les laboratoires n'ont pas eu la préoccupation, en préparant un sérum spécifique du microbe

Talamon-Fraenkel, de nous acheminer vers une sérothérapie applicable aux malades atteints de pneumococcies. La réponse à ce desideratum thérapeutique pourrait être cherchée dans ce fait que, à propos des propriétés préventives du sérum des animaux vaccinés contre le pneumocoque, nous n'ignorons pas qu'un animal vacciné contre *un* pneumocoque n'a pas l'air d'être vacciné contre tout pneumocoque. C'est ainsi que Bezançon a vu qu'un lapin, par lui vacciné contre un échantillon de pneumocoques, n'était pas immunisé contre un pneumocoque de source différente. C'est là sans doute ce qui retarde l'avènement d'une sérothérapie antipneumococcique.

PNEUMOCOCCIE ET LEUCOCYTOSE. — Bien que certaines recherches, que nous allons résumer, aient été spécialement faites chez les pneumoniques, elles intéressent trop l'histoire de la pneumococcie en général pour que la question ne soit pas envisagée ici et que nous n'en montrions à la fois les points éclaircis et les points obscurs (1).

Il semble acquis à la physiologie pathologique de la pneumonie à évolution normale et terminaison favorable, que l'affection évolue avec augmentation du nombre des leucocytes polynucléaires (2) dans le sang : il semble acquis, inversement, qu'absence de leucocytose et mortalité pneumonique marchent de pair (Sadler, Rieder, Tchistowitch). Dans la pneumonie, d'après Hayem, on compte 8 000 à 12 000 leucocytes dans les cas légers, 12 000 à 20 000 dans les cas graves. Limbeck et Pik disent de même que les pneumonies graves évoluent en présentant une augmentation progressive du nombre des leucocytes; Maragliano prétend que le plus ou moins grand nombre de leucocytes importe peu à l'évolution de la maladie.

Tchistowitch, cherchant la raison de ces contradictions, a montré que les variations dans le nombre des leucocytes, tenant entièrement au degré de virulence de la culture inoculée, étant, d'ordinaire, en sens inverse du degré de virulence, il y avait un rapport tout naturel entre l'hypoleucocytose et la gravité de la pneumonie. Il paraît vraiment acquis à l'histoire de la pneumococcie que, chez l'homme comme chez l'animal, l'absence de leucocytose pendant la période fébrile est, dans la majorité des cas, un indice de grande virulence du pneumocoque, donc un indice de mauvais pronostic. Ce n'est pas qu'inversement l'existence d'une leucocytose autorise à elle seule un pronostic favorable : encore faut-il que le

---

(1) Tchistowitch, Communications faites à la Société des médecins russes, 2 décembre 1893 (*Ann. de l'Inst. Pasteur*, 1890, p. 450); — Halla, *Zeitschr. für Heilk.*, t. IV, p. 198, 1883; — Hayem et Gilbert, *Arch. gén. de méd.*, 1884, p. 257; — Kikodzé, Anat. pathol. du sang dans l'inflammat. fibrineuse du poumon. Thèse de Pétersbourg, 1890.

(2) Le nombre des leucocytes polynucléaires à granulations neutrophiles est de 80 à 90 p. 100. De 85 p. 100 dans les cas moyens, il s'élève à 95 p. 100 dans les cas mortels (Lœper). L'élévation progressive du pourcentage des polynucléaires est d'un pronostic presque fatal.

pneumonique soit indemne de toute tare organique ou fonctionnelle, cardiaque, hépatique ou rénale, élément avec lequel on ne compte jamais assez, et qui devrait être pour plus de moitié dans le pronostic à porter des pneumococcies chez les vieillards, les alcooliques et les diabétiques, comme chez tous les malades qui, à la veille de leur pneumonie. ne se trouvent pas en état d'intégrité viscérale.

Il paraît vraiment bien acquis que, si on peut discuter sur le plus ou moins de valeur pronostique de la leucocytose en matière de pneumococcie, il y a dans ce fait un élément de véritable importance dont la constatation nous invite à étudier les circonstances au milieu desquelles on a vu se faire ou ne pas se faire cette leucocytose.

Rien n'est intéressant comme de savoir que, si on parvient facilement, sur un animal sain, à faire de la leucocytose par simple inoculation sous-cutanée de certaines toxines (tuberculine de Koch, culture de staphylocoque jaune stérilisée par ébullition) ou d'un médicament comme la pilocarpine, la même inoculation n'a plus d'effets leucocytogéniques, si ce même animal a été au préalable infecté par une culture virulente de pneumocoques. L'expérimentation directe est ici d'accord avec l'ensemble des données cliniques et anatomopathologiques révélant le parallélisme qui existe entre la leucocytose et la gravité de la pneumococcie. Pourquoi ces mêmes substances, toxines microbiennes, pilocarpine, inoculées à l'animal sain, donnent-elles chez lui la leucocytose, tandis qu'inoculées à l'animal infecté de pneumocoques virulents elles n'aboutissent à rien? Cela tient vraisemblablement à l'action hypertoxique qu'exercent, par leurs sécrétions, les pneumocoques à la fois sur le système nervoso-vasculaire et sur les organismes cellulaires? Il faut tenir compte en ce cas, et de la qualité virulente du pneumocoque et du malfonctionnement des appareils dépurateurs, ces derniers pouvant se montrer insuffisants, soit du fait d'une hypertoxhémie inhérente à la virulence microbienne même, soit du fait d'une virulence moyenne dont leur adultération antérieure élève seule le coefficient de toxicité.

C'est à cette interprétation qu'on se rallie quand on lit les résultats auxquels est arrivé dans son second mémoire (1) Tchistowitch, alors qu'il conclut :

Que, chez les pneumoniques succombant à la grande virulence du pneumocoque, la quantité des leucocytes, d'une part, est faible, et, d'autre part, ne pourra être relevée par aucune substance leucocytogène ;

Que, s'il y a leucocytose chez un pneumonique mourant, la cause de la mort doit être cherchée ailleurs que dans la grande virulence du pneumocoque ;

(1) Tchistowitch, Étude sur la pneumonie fibrineuse, 1890. Ce second mémoire est basé sur quatre cas de pneumonie mortelle chez l'homme, dix-neuf expériences sur le lapin, dix expériences chez le chien.

Que l'existence de la leucocytose implique simplement un degré moindre de virulence du pneumocoque et rien de plus.

Si nous avons cru devoir insister sur ces faits plus expérimentaux que cliniques, c'est qu'ils comportent nombre d'enseignements et que les réflexions en lesquelles ils nous mettent nous forcent à nous demander — puisque incontestablement il y a rapport entre grande virulence du diplocoque et moindre formation de leucocytose — si la connexion qu'on a cherché à établir entre la terminaison favorable de la pneumonie et certains abcès spontanés ou provoqués (Fochier, de Lyon) ne tient pas justement à ce que le pneumocoque peu virulent a laissé se produire la leucocytose. Que devient alors la leucocythérapie si elle n'est de mise et n'a de résultats que dans les cas de pneumococcie peu virulente ? Elle devient médication de luxe, puisque, pour aboutir, elle a besoin d'une infection non toxique ; or nous savons qu'en matière de pneumococcie, comme, du reste, en matière de maladies infectieuses en général, si c'est l'infection qui fait la maladie, c'est la toxhémie seconde qui fait la mort.

Nous aurons, du reste, à revenir sur cette question quand nous aurons à traiter de la marche, du pronostic, de la terminaison et du traitement des diverses pneumococcies étudiées, en leurs chapitres particuliers. Nous répéterons alors ce que nous avons dit plus haut, dans les lignes et entre les lignes : que, chez l'homme, la pneumococcie restant, d'ordinaire, affection localisée, tendait naturellement à la guérison, alors que les formes graves, malignes, de la pneumococcie semblaient être plus souvent le fait de l'inhibition (par toxhémie) du système nerveux et des émonctoires, que de l'infection elle-même. Dans certains cas exceptionnels d'infections sidérantes, l'hypervirulence semble pourtant appartenir à la source et à la nature mêmes des contages (épidémies spécialement et généralement graves de pneumonies « pestilentielles », de scarlatines malignes), mais d'ordinaire aussi la gravité de la maladie dépend moins de la virulence du contage que de la nature du terrain envahi. Le pronostic de la pneumonie, par exemple, doit être bien plutôt cherché dans la constitution, les antécédents, les réactions et la résistance du *pneumonisé* que dans l'analyse microbiologique du pneumocoque, le coefficient *toxique* prenant, dans les visées pronostiques, bien moins d'importance que le coefficient de résistances organiques et fonctionnelles (race, âge, constitution, tempérament, individualité, intégrités viscérales, etc.) : « Dis-moi ce qu'est, ce que vaut le pneumococcique, je te dirai ce que vaudra sa pneumococcie. »

Ce ne sont certainement pas les considérations générales d'ordre divers sur lesquelles nous nous sommes étendu qui prévaudront contre cette parole qui peut s'appliquer à toutes les maladies infectieuses dont le développement n'est pas spécifiquement léthifère pour l'homme ; nous ne visons ici que ces dernières, car il est clair que si nous avions à parler de certaines infections, d'emblée aussi toxiques qu'infectieuses, semblant agir sur l'homme comme certains poisons animaux, végétaux ou minéraux (venins, acide prussique, strychnées), nous cesserions d'envisager le support de la maladie, pour considérer seulement la maladie, qui, spécifiquement et fatalement, agit toujours de même manière, sans demander grand'chose aux réactions individuelles, le pronostic ici étant invariablement adéquat à la cause morbifique.

THÉRAPEUTIQUE. — Ce que nous avons dit de la nature de la pneumococcie et des modes de réactions provoqués chez l'homme par les déterminations pneumococciques; ce que nous avons dit de son évolution habituellement localisée; ce que nous avons dit des immunisations prophylactique et thérapeutique, explique que nous n'ayons que peu à parler du traitement de la pneumococcie envisagée comme maladie infectieuse. Ce que nous en pourrions dire serait en antithèse avec l'idée que nous nous faisons de la pneumococcie. Nous n'avons, quant à présent, pas *un* traitement à opposer à la pneumococcie, pas plus que nous n'avons *un* traitement à formuler contre la bacillose localisée au sommet du poumon ou à l'épididyme. Nous avons certes des procédés thérapeutiques à opposer aux déterminations de la bacillose de Koch, à la phtisie pulmonaire, à la pneumopathie diplococcique, mais nous n'avons pas vraiment de traitement à opposer à la germination du diplocoque, en quelque point de l'économie qu'il se trouve. Nous n'aurons à formuler le traitement de la pneumococcie que le jour où la sérothérapie tiendra, en matière de pneumococcie, les promesses qu'elle a réalisées en matière de diphtérie, maladie parfaitement comparable à la pneumococcie, puisque celle-là comme celle-ci reste d'ordinaire localisée en ses déterminations (diphtérie angineuse, diphtérie laryngée, diphtérie oculaire, diphtérie cutanée) et ne devient pernicieuse que par la rapidité et l'intensité de sa toxhémie secondaire. Le jour où des injections de sérum, des injections de pneumococcine arrêteront, dès ses premières manifestations symptomatiques, la pneumococcie; le jour où, dès une première ou une seconde inoculation, faites aussitôt le frisson initial, on verra tomber la fièvre, la douleur, la dyspnée, l'engouement pulmonaire, ce jour-là on parlera vraiment et utilement du traitement de la pneumococcie; jusque-là on n'aura à parler que des moyens palliatifs à opposer aux méfaits, locaux ou généraux, du pneumocoque; c'est ce que nous ferons en détails aux chapitres *Pneumonie*, *Broncho-pneumonie*, *Pleurite à pneumocoques*, etc.

L'histoire que nous venons de faire du diplocoque lancéolé-capsulé; l'histoire que nous venons de faire de la diplococcie (pneumococcie) est, pensons-nous, une vraie leçon de choses. Tout ce que nous venons de dire du pneumocoque et de la pneumococcie prouve une fois de plus l'heureuse révolution, la Réforme, que les connaissances microbiologiques, acquises sous l'inspiration des travaux de Pasteur, ont apportée dans les choses de la médecine. A l'étiologie si obscure, si métaphysique, si discutée de la pneumonie, les doctrines microbiennes ont substitué une étiologie positive, forçant le médecin à ne plus enfin confondre le déterminisme d'une maladie avec ses causes accessoires, contingentes, occasionnelles! La conception de la pneumococcie, maladie due à une infection spécifique, nous explique la genèse de ce que nos pères appelaient les complications de la pneumonie, complications de voisinage, complications à distance; elle nous permet de rattacher à une seule et même cause, agissant par des moyens identiques, en divers points de l'économie, une infinité d'états morbides, de troubles organiques et fonctionnels, dont l'étiologie était méconnue et dont la pathogénie devient claire.

La connaissance de ce fait que le diplocoque lancéolé-capsulé habite constamment nos cavités nasales et buccale; la connaissance de cet autre fait qu'il conserve longtemps sa virulence même dans les crachats desséchés, font espérer qu'il sera possible : par une hygiène bien entendue; par une antisepsie méthodique de nos cavités bucco-pharyngées à recommander comme nécessité de toilette quotidienne; par la stérilisation et la crémation des crachats; par la désinfection des objets (crachoirs, verres, cuillers, etc.) et des linges ayant servi aux pneumopathiques, de restreindre, à l'avenir, dans une très large mesure, le nombre des infections pneumoniques, maladies *évitables*.

Cette prophylaxie s'impose tout particulièrement dans une série de cas où l'homme déjà malade (brightique, diabétique, grippé, ou infecté par tel agent microbien) est sous le coup d'une complication grave venant du pneumocoque habitant les premières voies, et demeuré jusqu'alors saprophyte inoffensif.

Enfin, les travaux sur l'immunisation contre le pneumocoque nous donnent l'espérance que nous pourrons un jour opposer aux diverses diplococcies une thérapeutique spécifique. Ce jour-là, prochain peut-être, le médecin ne commandera à la pneumococcie qu'en lui obéissant, suivant le mot de Bacon; il arrêtera la pneumonie par les seuls procédés que lui auront suggérés les idées de pathogénie et d'étiologie spécifique révélées par la Clinique aidée de la Médecine expérimentale.

COLIBACILLOSE ET PARACOLIBACILLOSES

PAR

A. GILBERT

Professeur à la Faculté de médecine de Paris,
Médecin de l'hôpital Broussais,
Membre de l'Académie de médecine.

Sous les désignations de *colibacillose* et de *paracolibacilloses* nous réunissons l'ensemble des phénomènes pathologiques qui sont dus d'une part à l'action d'une bactérie découverte par Escherich (1), le *Bacterium coli commune* ou *colibacille* (Chantemesse et Widal), d'autre part à l'action de bactéries voisines pour lesquelles nous avons proposé l'appellation de *paracolibacilles*.

Tout d'abord regardés comme des parasites intestinaux inoffensifs, sinon utiles, le colibacille et les paracolibacilles ont bientôt été reconnus capables d'acquérir des propriétés nocives, et ainsi s'est enrichie d'un chapitre nouveau la médecine pathogénique.

ÉTUDE BACTÉRIOLOGIQUE. — Le colibacille. — Le colibacille se cultive avec la plus grande facilité, avec ou sans la présence de l'oxygène, dans les milieux ordinairement usités en bactériologie, le bouillon, la gélatine, qu'il ne liquéfie pas, la gélose, le sérum, la pomme de terre sur laquelle il forme une couche épaisse et jaunâtre. Son développement est plus rapide et plus intense que celui du bacille d'Eberth (2).

Comme le bacille d'Eberth, d'ailleurs, il est mobile, mais généralement moins (3), étant pourvu de cils moins nombreux (4) (Klemensievicz) et plus fragiles (Nicolle et Morax) (5) ; comme lui, il se colore aisément sous l'action des teintures d'aniline et se laisse

(1) Escherich, Die Darmbacterien des Neugeborenen und Saüglings (*Fortschr. d. Medicin*, 1885, S. 515).

(2) Pour les indications détaillées des caractères de culture du colibacille, voy. les *Traités de bactériologie*, les excellentes revues de Widal, de Wurtz, de Kiessling et la thèse de Macaigne. — Widal, Le colibacille (*Gaz. hebd.*, 1892, p. 2). — Wurtz, Le *Bacterium coli commune* (*Arch. de méd. exp.*, 1893, p. 131). — Kiessling, Das *Bacterium coli commune* (*Hygienische Rundschau*, 15 août et 1er septembre 1893). — Macaigne, Le *Bacterium coli commune*. Th. doct. Paris, 1892.

(3) Terni, Le diagnostic différentiel du bacille typhique (*Ann. de l'Inst. expérim. d'hygiène de l'Université de Rome*, III, nouvelle série).

(4) Le colibacille possède toujours moins de 6 flagelles, alors que le bacille d'Eberth en présente 10 à 12. — Nicolle et Morax, Technique de la coloration des cils (*Ann. de l'Inst. Pasteur*, 1893, p. 554).

(5) Nicolle et Morax, *loc. cit.*

facilement décolorer par l'alcool ; comme lui, enfin, il offre un polymorphisme étendu, et affecte tour à tour soit la forme de bacilles légèrement amincis aux extrémités, uniformément colorés, soit la forme dite *en navette*, munie d'un espace clair central, soit, ainsi que dans les cultures jeunes, celle de cocci ovoïdes et de filaments, soit, ainsi que dans les vieilles cultures, celle de grains arrondis.

Plus vigoureux dans sa pullulation que le bacille d'Eberth, celui d'Escherich est également plus résistant aux agents physiques, notamment à la lumière (1), à la dessiccation (2), à la chaleur (3) (Chantemesse et Widal) et aux agents chimiques (4) tels que la soude (5), le formol (Schild) (6), les acides citrique, phénique, chlorhydrique, sulfurique, nitrique (Dunbar) et arsénieux (7) (Wurtz, Thoinot et G. Brouardel) (8).

Les modifications qu'il fait subir aux milieux dans lesquels il est cultivé ont été partiellement déterminées.

Il transforme certaines substances azotées, la caséine (Escherich et Kohler), les peptones, mais demeure sans action sur l'urée (Achard et Renault) (9) ou du moins ne l'attaque que lentement et partiellement (Hallé et Dissard) (10). Aux dépens des peptones, il donne naissance à divers corps, à l'ammoniaque qui impose aux bouillons peptonisés la réaction alcaline, à l'indol (Kitasato) que ne

(1) Toutefois les expériences de Buchner d'une part, de Billings et Petcham de l'autre, ont montré que le colibacille est très sensible à l'action de la lumière solaire et de la lumière artificielle. — Buchner, Influence de la lumière sur les bactéries (*Centralbl. für Bakt.*, XI, p. 781). — Id., *Arch. für Hyg.*, XVII, 1894. — Billings et Petcham, De l'influence de certains agents sur la destruction et la vitalité du bacille typhique et du colibacille (*Science*, 15 février 1895).

(2) Voy. à cet égard les expériences de Billings et Petcham, *loc. cit.*

(3) Les rayons X resteraient sans action sur la vitalité du colibacille. — Achard, Action des rayons X sur les cultures (*Bull. de la Soc. méd. des hôp.*, 22 janvier 1897).

(4) Cette règle, toutefois, comporte des exceptions. C'est ainsi que les solutions de caféine à 1 p. 100 nuisent au développement du colibacille ou l'empêchent, alors qu'elles sont à peu près sans action sur le bacille d'Eberth. — Roth, Recherches sur l'action de la caféine sur le bacille typhique et le coli (*Hygienische Rundschau*, XIII, p. 489, 15 mai 1903). — Courmont et Lacomme, La caféine en bactériologie (*Journ. de phys. et de path. gén.*, 1904, p. 286).

(5) D'après van Ermengem et van Laer, cependant, le *Bacterium coli* préférerait les sels nourriciers potassiques aux sodiques : le bacille typhique se développerait également bien sur les uns et les autres (*Hygienische Rundschau*, 15 déc. 1893).

(6) Schild, *Hyg. Rundschau*, IV, 15 juillet 1894.

(7) Le glycogène hépatique jouirait d'une action empêchante sur les cultures colibacillaires. — Teissier, De l'action *in vitro* du glycogène à l'égard des agents habituels de l'infection du foie (*Journ. de phys. et de path. gén.*, 1901, p. 452).

(8) Le bacille d'Eberth ne pousse pas en bouillon peptonisé additionné de 0,01 p. 1000 d'acide arsénieux. Le colibacille pousse au contraire dans le même milieu additionné de 1,5 p. 1000 du même acide. — Thoinot et G. Brouardel, *Bull. de la Soc. méd. des hôp.*, 18 mars 1898.

(9) Achard et Renault, Note sur l'urée et les bacilles urinaires (*Bull. de la Soc. de biol.*, 3 décembre 1892).

(10) Hallé et Dissard, Note sur la culture du *Bacterium coli* dans l'urine (*Bull. de la Soc. de biol.*, 18 mars 1893).

produit pas le bacille d'Eberth ou qu'il produit à faible dose et tardivement, enfin à des gaz (1) auxquels les cultures empruntent leur fétidité (2).

Le colibacille fait fermenter les sucres, glycose, lactose, saccharose. Parmi les substances qui résultent de la décomposition de la lactose, il faut citer l'acide lactique, lequel est dextrogyre (Blachstein) (3). C'est à une abondante production de cet acide que le lait ensemencé avec le colibacille doit sa coagulation et que la gélose lactosée et rendue violette par l'addition de teinture neutre de tournesol doit sa prompte et vive coloration rouge. Le bacille d'Eberth attaque aussi la glycose, mais faiblement (Brieger), et l'acide lactique auquel il donne naissance est lévogyre (Blachstein) ou inactif (Péré). Il demeure à peu près sans effet sur la lactose, si bien que, cultivé dans le lait, il le laisse à l'état liquide (Chantemesse et Widal) et que, semé sur la gélose lactosée et tournesolée, il lui laisse sa teinte violet-améthyste (Wurtz) (4).

L'action exercée par le colibacille sur les nitrates est controversée. D'après Hugounenq et Doyon (5), il les ferait fermenter, alors que pour M. Grimbert (6) il ne saurait les attaquer; enfin, selon Buri et Stutzer (7), puis Weissemberg (8), le colibacille, pour agir sur les nitrates, devrait être associé au *Bacillus denitrificans I.* Le colibacille réduirait les nitrates en nitrites et ceux-ci seraient détruits par le *Bacillus denitrificans.*

A la multiplication du colibacille dans les milieux artificiels comme *in vivo* est liée la production de toxines chimiquement indéterminées, mais connues dans leurs effets biologiques (Gilbert) (9). L'intoxication qu'elles permettent de réaliser chez le lapin comprend trois phases successives : la première est marquée par de l'affaiblissement musculaire allant jusqu'à la résolution complète, par des

<hr>

(1) Lepierre, Sur les gaz produits par le colibacille (*Bull. de la Soc. de biol.*, 17 déc. 1898).

(2) Pour que le colibacille puisse décomposer les matières albuminoïdes et produire ainsi de l'indol, de l'ammoniaque et des gaz, il est nécessaire que celles-ci soient non vivantes, mais mortes. — Dieudonné, *Hyg. Rundschau*, 15 sept. 1902, XII, p. 897.

(3) D'après Péré, le colibacille du nourrisson donnerait de l'acide lactique dextrogyre et celui de l'adulte de l'acide lactique lévogyre. — Péré, Colibacille du nourrisson et de l'adulte (*Bull. de la Soc. de biol.*, 2 mai 1896).

(4) Diverses variantes du procédé de Wurtz pour la différenciation du colibacille et du bacille d'Eberth ont été présentées, notamment par Ramond (*Bull. de la Soc. de biol.*, 1896, p. 883) et par Robin (*Bull. de la Soc. de biol.*, 16 janvier 1897).

(5) Hugounenq et Doyon, *Bull. de la Soc. de biol.*, 20 février 1897.

(6) Grimbert, Action du *Bacterium coli* et du bacille d'Eberth sur les nitrates (*Bull. de la Soc. de biol.*, 2 avril et 10 décembre 1898). — Id., *Ann. de l'Inst. Pasteur*, 25 janvier 1899.

(7) Buri et Stutzer, *Centralbl. f. Bakt.*, 1875, Bd II, p. 257.

(8) Weissemberg, Études sur la dénitrification (*Arch. f. Hygiene*, 1897, p. 271).

(9) Gilbert, Des poisons produits par le bacille intestinal d'Escherich (*Bull. de la Soc. de biol.*, 25 février 1893).

tremblements fibrillaires, de la mydriase, de l'anesthésie cutanée et sensorielle, par une somnolence progressive aboutissant au coma.

Dans la deuxième phase, à ces symptômes s'ajoutent des secousses convulsives, du nystagmus, de l'hyperexcitabilité réflexe de la peau et des organes des sens.

Enfin, à la troisième phase, le myosis remplace la mydriase, et se produit une contracture tétanique généralisée d'une violence inouïe, qui se prolonge jusqu'à la mort.

La respiration cependant, tout d'abord accélérée, devient ensuite ample et saccadée, puis se suspend à l'apparition de la crise tétanique. Le cœur est peu modifié et bat encore, quoique faiblement, après l'ouverture des animaux (Gilbert). Il n'en est pas de même chez la grenouille, dont les poisons colibacillaires ralentissent les battements cardiaques (Roger) (1).

Les lapins chez lesquels l'intoxication a été portée assez loin pour que la crise tétanique apparaisse succombent toujours immédiatement. Lorsque les deux premières phases, au contraire, n'ont pas été dépassées, les symptômes qui appartiennent à celles-ci se dissipent rapidement, les animaux sortent de l'intoxication aiguë pour entrer dans une intoxication chronique dont les principales manifestations sont la somnolence, la perte des forces, l'émaciation et la diarrhée. Cet état peut aboutir à la guérison, mais le plus souvent la mort dans l'hypothermie en est la conséquence, et à l'autopsie l'intestin se montre congestionné, semé d'ulcérations et d'escarres (Gilbert).

Les paracolibacilles. — Le bacille d'Escherich n'est pas isolé dans le monde des microbes. Autour de lui gravitent des types microbiens qui s'en écartent par des dégradations successives, au point de n'avoir plus de communs avec lui que quelques caractères.

C'est ainsi que la mobilité, le pouvoir d'engendrer de l'indol, la propriété de faire fermenter les sucres et notamment la lactose, peuvent complètement ou incomplètement, et à des degrés divers, isolément ou simultanément, manquer à des microorganismes qui, lorsqu'ils se placent à l'extrême éloignement du colibacille pur, ne le rappellent plus que par leur morphologie et l'aspect de leurs cultures dans les milieux liquides et solides.

On ne savait rien naguère des liens qui unissent ces *types paracolibacillaires* au colibacille d'Escherich. Mais déjà, en 1895, Miasnikoff (2) constatait que, par des artifices de cultures, on pouvait atténuer ou faire disparaître tel ou tel caractère des diverses variétés de colibacille. Au cours des dernières années, Jaknin (3) étudie

---

(1) ROGER, Produits solubles du *Bacillus coli communis*, leur action sur la grenouille (*Bull. de la Soc. de biol.*, 6 mai 1893).

(2) MIASNIKOFF, Le bacille typhique et le colibacille (*Vratch*, n° 40, 1895).

(3) JAKNIN, Thèse de Montpellier, 1900.

l'action d'influences dysgénésiques sur la propriété fermentative du *Bacterium coli*; M. Remy (1) constate que sa symbiose avec le bacille d'Eberth le prive de ses caractères spécifiques. Toutes ces mutations d'ailleurs pouvaient être prévues : M. Gessard n'avait-il pas réussi à faire perdre au bacille pyocyanique, séparément ou simultanément, les facultés qu'il possède de fabriquer de la pyocyanine, de la matière fluorescente verte ou du pigment vert jaunâtre, et n'avait-il pas établi que l'on pouvait obtenir ainsi des types modifiés capables de se perpétuer par descendance, c'est-à-dire de constituer des races? Le bacille virgule du choléra, d'autre part, ne présente-t-il pas un type immobile à côté du type mobile ordinaire? Pour le colibacille, il est vrai, les variétés produites artificiellement ne présentent pas de fixité (Miasnikoff); une simple culture en bouillon dans des conditions favorables (Grimbert et Legros) (2), un ou plusieurs passages par l'animal (Lepierre) (3), lui font récupérer les propriétés perdues. Néanmoins, en présence des notions précédentes, on ne peut se défendre de considérer comme probable l'hypothèse que les *paracolibacilles* et le colibacille se rattachent au même type ancestral.

La liste des types paracolibacillaires serait longue, si, pour l'établir, on ne tenait pas seulement compte de l'existence ou de la non-existence de telle ou telle qualité biologique, mais encore du degré de celle-ci. Il semble que ces microbes soient dans un perpétuel devenir, si bien que rarement des échantillons se superposent dans le nombre et le degré de leurs propriétés. A n'envisager que le défaut complet de l'un ou de plusieurs des caractères du colibacille pur, Gilbert et Lion ont reconnu, à côté de lui, dans l'intestin de l'homme, cinq types principaux :

Le *paracolibacille du premier type* diffère du *Bacterium coli commune* par son immobilité. Il présente d'ailleurs deux variétés : l'une donne sur la gélatine des colonies épaisses, blanc jaunâtre, et sur la pomme de terre de nombreuses bulles de gaz; cette *variété opaque* n'est autre que le *bacille lactique*, décrit par Pasteur dès 1857 (4), étudié ensuite par Hueppe, puis par Escherich (5) sous le nom de *Bacillus lactis aerogenes* (6); l'autre donne sur la gélatine des colonies minces et bleutées; à cette *variété transparente* se rattache le *bacille*

---

(1) Remy, Contribution à l'étude de la fièvre typhoïde et de son bacille (*Ann. de l'Inst. Pasteur*, 1900, p. 555).

(2) Grimbert et Legros, Bacille coli et bacille typhique (*Bull. de la Soc. de biol.*, 15 décembre 1900).

(3) Lepierre, Le colibacille et ses variétés. Rapports avec le bacille typhique (*Bull. de la Soc. de biol.*, 13 juillet 1901).

(4) Il découle donc des connaissances que nous possédons aujourd'hui sur le colibacille et les paracolibacilles que le premier type du groupe a été isolé par Pasteur.

(5) Escherich, *loc. cit.*

(6) D'après Grimbert et Legros, le bacille lactique aérogène et le pneumo-bacille de Friedlaender seraient identiques (*Bull. de la Soc. de biol.*, 19 mai 1900).

d'endocardite de MM. Gilbert et Lion. Le *paracolibacille du deuxième type* se distingue du colibacille par son impuissance à engendrer de l'indol [Achard et Renault (1), Gilbert et Lion (2)] ; celui du *troisième type* par son défaut d'action sur la lactose (Gilbert et Lion) ; celui du *quatrième type* par la privation de deux des qualités du colibacille, à savoir par son immobilité et son inaptitude à produire de l'indol (Gilbert et Lion); celui du *cinquième type* par l'absence de trois des propriétés du colibacille, c'est-à-dire par son immobilité, par son incapacité à faire de l'indol et par son inaction sur la lactose (Gilbert et Lion).

MM. Gilbert et Fournier (3) ont, de plus, isolé de l'intestin du perroquet normal un *sixième type* de paracolibacille mobile, inapte à faire fermenter la lactose, à coaguler le lait, à faire virer la gélose lactosée tournesolée, à produire de l'indol. Ce parasite serait l'agent de la psittacose (4).

Miasnikoff (5) distingue, de son côté, les six variétés paracolibacillaires suivantes : la première ne coagule pas le lait ; la deuxième ne dégage pas de gaz ; la troisième ne produit pas d'indol ; la quatrième ne coagule pas le lait et ne dégage pas de gaz ; la cinquième ne produit ni gaz ni indol ; la sixième ne coagule pas le lait et ne produit pas d'indol. Chacune de ces variétés présente des formes mobiles et immobiles. Le bacille typhique serait encore une variété du coli ne coagulant pas le lait, ne dégageant ni gaz ni indol.

Comme le colibacille, les paracolibacilles donnent naissance à des substances toxiques ; mais celles qu'engendrent les variétés du premier type ont été seules étudiées par MM. Gilbert et Lion (6), Wurtz et Leudet (7), Denys et Brion (8).

DISTRIBUTION DANS LA NATURE ET RÔLE PHYSIOLOGIQUE. —
Il n'est pas de microbes qui soient plus répandus dans la nature que le colibacille (nous avons ici en vue le type pur et les types paracolibacillaires).

---

(1) Renault, Du *Bacterium coli* dans l'infection urinaire. Th. de doct., Paris, 1893, p. 56.

(2) Gilbert et Lion, Contribution à l'étude des bactéries intestinales (*Bull. de la Soc. de biol.*, 18 mars 1893).

(3) Gilbert et Fournier, Académie de médecine, octobre 1896. (Rapport de Debove et Nocard.) — Id., *Soc. de biol.*, 19 décembre 1896. — Id., *Presse méd.*, 16 janvier 1897.

(4) Voy. article Psittacose, par Gilbert et Fournier (*Nouveau traité de médecine et de thérap.*, fasc. IV, p. 295).

(5) Miasnikoff, *loc. cit.*

(6) Gilbert et Lion, Deuxième note sur un microbe trouvé dans un cas d'endocardite (*Bull. de la Soc. de biol.*, 1889).

(7) Wurtz et Leudet, Recherches sur l'action pathogène du bacille lactique (*Arch. de méd. exp.*, 1891, p. 415).

(8) Denys et Brion, Sur le principe toxique du *Bacillus lactis aerogenes* (*La Cellule*, t. VIII, 2e fasc.).

Il habite normalement le tube digestif de l'homme et de la plupart (1) des animaux depuis la bouche (2) jusqu'à l'anus.

On sait, d'après les recherches de Gilbert et Dominici, qui visent d'ailleurs exclusivement les germes aérobies, que l'estomac est extrêmement riche en germes ; que le duodénum (3) en contient deux fois moins (4) ; que du pylore jusqu'à la valvule de Bauhin leur nombre ne cesse de s'accroître, qu'il atteint ainsi son apogée dans l'iléon, puis qu'il s'abaisse brusquement à partir du cæcum (5) (Gilbert et Dominici) (6). Dans ces divers segments du tube gastro-intestinal, l'espèce colibacillaire se montre prépondérante.

Les autres espèces aérobies, assez nombreuses dans l'estomac, se raréfient dans l'intestin grêle, puis disparaissent à peu près complètement dans le gros intestin.

Les fèces de l'homme et des animaux fournissent ainsi fréquemment en aérobiose des cultures pures de colibacille.

Bien que moins peuplées que le chyle iléique, elles sont, chez certains animaux, tels que le chien, et plus encore chez l'homme, riches à ce point que l'on a évalué à 12 ou 15 milliards le chiffre des colibacilles que ce dernier élimine chaque jour par la voie intestinale (Gilbert et Dominici) (7).

On conçoit aisément que, directement ou indirectement, la peau et les muqueuses, notamment celles des parties génitales (8), puissent être souillées par ces bactéries ; qu'il en puisse être de même du lait (9), dans lequel effectivement on rencontre, à côté du bacille

(1) Selon Fremlin, les fèces du cobaye, du rat, du pigeon ne renfermeraient pas, entre autres, de colibacilles (FREMLIN, *Revue d'hygiène*, XVI, p. 887). — D'après Caldas, les fèces du rat contiendraient un colibacille plus court que celui des autres espèces animales. A l'action de ce colibacille serait due la peste bubonique. — CALDAS, Du colibacille du rat et du bacille Kitasato-Yersin (*Bull. de la Soc. de biol.*, 10 nov. 1900).

(2) On trouverait le colibacille dans la bouche 45 fois sur 100, surtout dans la région des amygdales. — GRIMBERT et CHUQUET, *Soc. de biol.*, 19 octobre 1895.

(3) On trouve dans le duodénum de l'homme et des animaux quatre espèces constantes, dont le colibacille. — HARRIS, Les microbes de l'intestin (*The Journ. of path. and bact.*, III, 1896, p. 310).

(4) Sans doute à cause de la dilution de son contenu par la bile, le suc pancréatique et les sucs de l'intestin lui-même.

(5) Il faut vraisemblablement chercher dans l'appauvrissement du contenu intestinal en substances nutritives la raison de cette raréfaction des bactéries dans la dernière portion du tube digestif. On conçoit que la concurrence vitale entre les germes en devienne plus active et que la disparition des espèces et des individualités chétives en soit la conséquence.

(6) GILBERT et DOMINICI, Recherches sur le nombre des microbes du tube digestif (*Bull. de la Soc. de biol.*, 10 février 1894).

(7) Les fèces de l'homme contiendraient chaque jour 120 billions de colibacilles. — STRASBURGER, Recherches sur la quantité de bactéries contenues dans les fèces de l'homme (*Zeitschr. f. klinische Medicin*, LXIV, 1902, p. 413).

(8) Sur 62 femmes examinées, deux fois l'urètre contenait le colibacille. — GAWRONSKY, De la présence des microbes dans l'urètre normal de la femme (*Münch. med. Wochenschr.*, n° 11, 1894, p. 204).

(9) Le cidre, également, renfermerait souvent des colibacilles. — BORDAS et JOULIN, *Bull. de la Soc. de biol.*, 5 févr. 1898.

lactique immobile, le colibacille mobile (Gilbert et Lion); qu'il en puisse être ainsi des vêtements et des objets; qu'il en soit ainsi enfin du sol, des plantes (1) et des eaux (2).

Inversement, les voies digestives des nouveau-nés ne demeurent pas longtemps stériles : la bouche de l'enfant rencontre fatalement pendant l'accouchement et à sa suite, même avant que le lait ne le lui ait apporté, le colibacille, qu'entraîne avec la salive la déglutition, si bien que, quelques heures déjà après la naissance (Escherich), l'intestin renferme le germe qui ne le déshabitera plus (3).

Ultérieurement, par l'eau, par le lait, et de cent autres manières, la bouche se contamine incessamment, et par suite est contaminée la totalité du tube digestif, le suc gastrique de l'adulte n'étant pas plus colibacillicide que celui du nouveau-né (Gilbert) (4).

Il y a tout lieu de penser, étant donnée la puissance d'action du colibacille sur les peptones, la lactose, etc., que ce germe, représenté dans les voies digestives de l'homme par des milliards d'individus, prend une part considérable aux modifications que subissent dans l'estomac et l'intestin les substances alimentaires. Son rôle est-il utile, comme on l'a prétendu, et travaille-t-il pour son hôte? Cela est peu vraisemblable (5). Selon toute probabilité, il se comporte en commensal nuisible, s'emparant à son profit d'une partie de la matière nutritive et élaborant dans le tube digestif, comme *in vitro*, outre des gaz et des substances odorantes dont la présence se révèle dans les fèces, des produits toxiques.

D'après M. Denys, ces produits seraient arrêtés et détruits par l'épithélium intestinal. Il est probable cependant que partiellement, sinon en totalité, ils sont résorbés, transportés par la veine porte au foie qui en annihile une certaine proportion et laisse passer le reste dans la circulation générale, de laquelle les reins l'éliminent.

Si, dans l'état de santé, les toxines colibacillaires sont inoffensives, on conçoit qu'il n'en soit plus de même lorsque l'épithélium intes-

(1) D'après Guiraud et Brandeis, les légumes arrosés avec de l'engrais humain contiennent du colibacille. — GUIRAUD, *Bull. de la Soc. de biol.*, 31 juillet 1897. — BRANDEIS, Dangers de l'arrosage des plantes potagères par les matières fécales (*Revue d'hygiène*, juin 1897).

(2) Les huîtres, normales d'aspect, contiendraient souvent des colibacilles (CHANTEMESSE, *Acad. de méd.*, 2 janvier 1896).

(3) D'après Schild, l'infection de l'intestin par la voie anale précéderait l'infection par la voie buccale. De dix à dix-sept heures en moyenne après la naissance, on trouverait dans l'ampoule rectale divers microbes, parmi lesquels le colibacille. Ces germes proviendraient principalement de l'air des salles et de l'eau des bains. Bordano est arrivé à des conclusions analogues (Contribution à l'étude du *Bacterium coli commune*. Roma, 1896).

(4) GILBERT, Action de l'acide chlorhydrique sur les microbes (*Bull. de la Soc. de biol.*, novembre 1894).

(5) Cependant, il sécréterait des ferments solubles ayant des propriétés analogues à celles de l'entérokinase. — BERTON, Sur le rôle kinasique des microbes normaux de l'intestin, particulièrement chez l'enfant (*Bull. de la Soc. de biol.*, 9 janvier 1904).

tinal est desquamé, le foie et les reins altérés et insuffisants. Et, à la vérité, les principaux symptômes de l'insuffisance hépatique et de l'urémie, le coma, les convulsions, les troubles pupillaires, l'hypothermie, constituent les traits les plus saillants du tableau de l'intoxication colibacillaire expérimentale.

RÔLE PATHOGÈNE. — Mais l'action pathogène du colibacille ne se résume pas dans l'auto-intoxication qui peut découler de son parasitisme physiologique.

L'équilibre grâce auquel l'organisme humain et le colibacille vivent en commun est souvent rompu en faveur de ce dernier.

On est en droit de supposer qu'il peut en être ainsi, soit lorsque le colibacille acquiert dans l'économie ou en dehors d'elle une virulence anormale, soit lorsque l'économie elle-même subit un affaiblissement dans sa résistance. Dans ce dernier cas, l'*auto-infection* par le colibacille, associé ou non à d'autres germes, peut être primitive ou secondaire. *Secondaire*, elle se montre au cours d'états pathologiques préalables qui détruisent, au détriment de l'organisme, l'équilibre normalement établi entre lui et les microbes qui l'habitent. *Primitive*, elle se produit sans circonstances occasionnelles saisissables, mais sur l'action d'une prédisposition congénitale familiale et héréditaire (*diathèse d'auto-infection*. Gilbert et Lereboullet) (1). En favorisant l'infection de la paroi du tube digestif, et des conduits glandulaires qui viennent s'y ouvrir, par les germes préexistant normalement dans leur cavité, cette diathèse est à l'origine de bon nombre des infections colibacillaires que nous allons énumérer, et notamment de celles qui affectent le foie et le pancréas.

Nombreuses sont les lésions et nombreux sont les symptômes que l'action du colibacille est capable de faire apparaître. Le tube digestif, qui est son habitat d'élection, est par lui principalement frappé ; mais il peut aussi envahir les glandes qui, comme le foie et le pancréas, en sont tributaires, des parties génito-urinaires externes s'étendre aux voies génitales ou urinaires profondes, léser l'œil et l'oreille, enfin, en empruntant les canaux vasculaires, gagner les organes les plus éloignés.

Affections du tube digestif et du péritoine. — Signalé comme cause de l'amygdalite chronique (Lermoyez, Helme et Barbier) (2) et de quelques angines érythémateuses (Bourges),

---

(1) Gilbert et Lereboullet, La diathèse d'auto-infection (*Bull. de la Soc. de biol.*, 1903, p. 664). — L'origine digestive du rhumatisme articulaire aigu *Presse médicale*, 16 janvier 1904). — La nature de l'appendicite (*Ibid.*, 27 avril 1904). — Gilbert, La diathèse d'auto-infection (*Ibid.*, 25 octobre 1905).

(2) Lermoyez, Helme et Barbier, Un cas d'amygdalite chronique colibacillaire (*Bull. de la Soc. méd. des hôp.*, 1894, p. 449). Le germe incriminé par les auteurs était dépourvu du pouvoir indoligène et répondait par conséquent à notre paracolibacille du deuxième type.

accusé de prendre une certaine part dans la formation des fausses membranes de l'angine scarlatineuse (Bourges) et des syphilides diphtéroïdes de la gorge (Hudelo et Bourges), rencontré en association avec le streptocoque dans un abcès pharyngé (Widal) (1), à la production duquel il avait sans doute contribué, car il est doué de qualités pyogènes, le colibacille joue vraisemblablement un rôle plus important que cela ne découle des documents actuels dans la pathogénie des affections des voies digestives supérieures.

Dans la genèse des affections de la portion inférieure du tube digestif, sa place, par contre, est d'ores et déjà reconnue considérable.

On sait qu'il est capable d'engendrer des lésions localisées à un segment du tractus intestinal et que l'appendicite lui est souvent redevable [Achard et Broca (2), Krogius (3), Gouilloud et Adenot (4), de Klecki (5)].

On sait également qu'il est capable de donner naissance à la diarrhée simple, aiguë ou chronique, au choléra nostras [Gilbert et Girode (6), Mac Weenez (7), Hobbs (8), Delépine (9)], au choléra infantile [Wyss (10), Hueppe (11), Macé et Simon (12), Lesage, Doria (13), Thiercelin (14)], à la dysenterie nostras [Marfan et Lion, Roger (15)] et à la dysenterie des pays chauds (16) [Chantemesse et

<hr>

(1) Widal, Angine phlegmoneuse avec colibacille (*Bull. de la Soc. méd. des hôp.*, 9 février 1894).

(2) Achard et Broca, Bactériologie de 20 cas d'appendicite suppurée (*Bull. de la Soc. méd. des hôp.*, 26 mars 1897).

(3) Krogius, Bactériologie des appendicites (*Finska läkaresällskapets Handlingar*, 1198-1211, 1899).

(4) Gouilloud et Adenot, *Lyon médical*, 1891.

(5) De Klecki, Recherches sur la pathogénie de la péritonite d'origine intestinale (*Ann. de l'Inst. Pasteur*, 1895).

(6) Gilbert et Girode, Contribution à l'étude clinique et bactériologique du choléra nostras (*Bull. de la Soc. méd. des hôp.*, 1891).

(7) Mac Weenez, Note sur la bactériologie du choléra nostras (*Brit. med. Journ.*, sept. 1893).

(8) Hobbs, Choléra nostras colibacillaire mortel chez une nourrice (*Bull. de la Soc. de biol.*, 20 nov. 1897).

(9) Delépine, La diarrhée épidémique de nos pays (*Journ. of Hygien.*, III, 68-91, 1903).

(10) Wyss, *Centralblatt f. Bakteriologie*, 1885.

(11) Hueppe, *Berlin. klin. Wochenschr.*, 1887, n° 32.

(12) Macé et Simon, Les diarrhées infectieuses chez les enfants (*Revue générale de clinique et de thérapeutique*, 1891, n° 49).

(13) Doria, Contribution à l'étiologie de la diarrhée estivale des enfants (*Hyg. Rundschau*, III, n° 21, 1ᵉʳ nov. 1893).

(14) Thiercelin, De l'infection gastro-intestinale chez le nouveau-né. Thèse de Paris, 1894.

(15) Roger, Note sur un bacille rencontré dans 7 cas d'entérite dysentériforme (*Bull. de la Soc. de biol.*, 1899, p. 765).

(16) Le germe de la dysenterie épidémique serait intermédiaire au colibacille et au bacille typhique, coagulant lentement le lait, ne donnant pas de bulles de gaz en vingt-quatre heures en bouillon glucosé, pas d'indol en milieu peptoné, poussant mal sur pomme de terre, assez sensible à l'acide phénique (Chantemesse, *Presse méd.*, 23 juillet 1902, p. 699). S'agit-il véritablement d'un paracolibacille ou d'un

Widal, Maggiora (1), Bertrand et Boucher (2), Celli et Fiocca (3), Lemoine (4), Shiga (5), Kruse (6)].

Le syndrome cholérique est l'expression symptomatique la plus accomplie de son activité morbide. Fréquemment son évolution est traversée par des complications qui peuvent être dues au colibacille également et qui sont la marque de sa diffusion dans l'économie.

Il en est ainsi de la bronchopneumonie et de la pneumonie [Gilbert et Girode, Sevestre et Lesage, Macé et Simon (7), Renard (8), Marfan et Nanu (9)], de la pleurésie (Gilbert et Girode), de la phlébite des sinus (Thiercelin) (10), des abcès du cerveau (Sevestre et Gastou), de la méningite (Nobécourt et du Pasquier) (11).

Dans la série animale, comme dans l'espèce humaine, du moins chez le lapin (Netter), la vache (Jensen, Gaffky), la poule (Lignières)(12), le dindon (Martel) (13), le colibacille a été également accusé de pouvoir occasionner la diarrhée et le choléra.

Expérimentalement, les mêmes effets peuvent être obtenus chez les animaux de laboratoire tels que le lapin ou le cobaye par l'inoculation du colibacille des fèces normales de l'homme dans les veines, dans le péritoine ou sous la peau (Escherich), dans la trachée (Jeanselme) (14), dans les plèvres (Wurtz) ou dans les voies biliaires (Gilbert et Dominici). L'inoculation pratiquée par la voie stomacale donne

bacille paratyphique n'existant pas à l'état normal dans l'intestin de l'homme? Nous renvoyons à l'article DYSENTERIE (fasc. VI) pour la discussion de cette question. De même nous renvoyons à l'article PSITTACOSE (fasc. IV) pour la discussion de la place qu'il convient d'accorder au germe de cette maladie.

(1) MAGGIORA, Étude microscopique et bactériologique au cours d'une épidémie de dysenterie (*Centralbl. f. Bakt.*, 1892).

(2) BERTRAND et BOUCHER, Note sur la bactériologie des selles dans la dysenterie chronique endémique des pays chauds (*Gaz. hebd.*, 14 avril 1894).

(3) CELLI et FIOCCA, Sur l'étiologie de la dysenterie (*Centralbl. f. Bakt.*, XVII, p. 309, 1895.

(4) LEMOINE, Note sur un bacille trouvé dans la dysenterie épidémique (*Bull. de la Soc. de biol.*, 28 octobre 1899).

(5) SHIGA, Sur le bacille de la dysenterie (*Centralbl. f. Bakt.*, XXIV, 15, 19, 23 déc. 1898.

(6) KRUSE, La dysenterie et son bacille (*Deutsche med. Wochenschrift*, 6 et 13 juin 1901. p. 370.

(7) MACÉ et SIMON, *loc. cit.*

(8) RENARD, Contribution à l'étude des bronchopneumonies d'origine intestinale. Th. doct. Paris, 6 avril 1894.

(9) Dans les bronchopneumonies et pneumonies qui marquent fréquemment la fin du choléra nostras et du choléra infantile, ont été décelés tantôt le colibacille seul, tantôt le pneumocoque, le streptocoque ou les staphylocoques isolés ou associés, tantôt le colibacille réuni à un ou plusieurs de ces germes infectieux secondaires.

(10) Dans un cas de phlébite des sinus, Thiercelin a noté la présence du colibacille et du streptocoque.

(11) NOBÉCOURT et Dr PASQUIER, Méningite suppurée à colibacille (*Soc. de pédiatrie de Paris*, 15 novembre 1902, p. 371).

(12) LIGNIÈRES, Septicémie à colibacille chez la poule (*Bull. de la Soc. de biol.*, 10 février 1894).

(13) MARTEL, Maladie à colibacille de la poule et de la dinde (*Bull. de la Soc. de biol.*, 22 mai 1897).

(14) JEANSELME, Recherches inédites.

les mêmes résultats, à la condition que le colibacille utilisé soit exalté dans sa virulence, recueilli par exemple dans les selles d'individus affectés de choléra nostras (Gilbert et Girode).

Parmi les animaux expérimentalement inoculés, certains meurent rapidement (1) au milieu d'accidents diarrhéiques et de phénomènes comateux avec les lésions d'une violente entérite (2) (Escherich); d'autres survivent aux effets immédiats de l'infection et guérissent complètement ou succombent ultérieurement, très amaigris, après avoir présenté des symptômes paralytiques qui sont la conséquence d'une myélite centrale (Gilbert et Lion). On a été ainsi conduit à supposer que les paralysies dites *intestinales*, c'est-à-dire rencontrées au cours des diarrhées et des entérites, relevaient également d'une lésion médullaire causée par la bactérie d'Escherich ou par ses poisons (Gilbert et Lion).

L'action irritative exercée sur l'intestin par le colibacille et son pouvoir diarrhéigène (3) sont essentiellement fonctions des toxines qu'il élabore. Effectivement, les animaux inoculés avec des bouillons dans lesquels il a vécu et débarrassés de sa présence par filtration, lorsqu'ils ne sont pas intoxiqués par des doses massives, dans quel cas ils sont emportés au milieu d'une crise tétaniforme, succombent avec de la diarrhée et de l'hypothermie, et présentent à l'autopsie un intestin vivement irrité, parfois même semé d'ulcérations et d'escarres (Gilbert).

Si le colibacille est capable d'infecter l'organisme et de l'intoxiquer, après avoir forcé la barrière épithéliale normale de l'intestin, il n'y a pas lieu d'être surpris de le voir entrer en scène lorsque la paroi intestinale est altérée par un processus morbide antérieur.

Dans le choléra asiatique, son intervention secondaire est si commune qu'Emmerich a pu commettre l'erreur de le considérer comme l'agent réel de cette affection (4).

Dans la fièvre typhoïde, il envahit ordinairement les ganglions mésentériques et la rate, parfois d'autres organes, contribue à coup sûr au développement de l'appareil symptomatique ordinaire de la maladie (5) et crée un certain nombre de ses complications (6).

(1) D'après Roger et Josué, les animaux préparés par le jeûne, puis réalimentés pendant quelques jours, résistent beaucoup mieux à l'infection colibacillaire que des animaux témoins (*Bull. de la Soc. de biol.*, 7 juillet 1900).

(2) L'appendicite a été expérimentalement reproduite d'abord par Roger et Josué au moyen de l'injection de cultures colibacillaires virulentes après ligature préalable de l'appendice (*Bull. de la Soc. méd. des hôp.*, 31 janvier 1896), puis par Lipavsky, Pathogénie de l'appendicite (*Vratch*, 718, 1901).

(3) Il est curieux de constater que, de même que l'urée est diurétique, les toxines du bacille d'Escherich sont purgatives.

(4) Le germe isolé par Emmerich chez les cholériques de Naples différait par son immobilité du *Bacterium coli* typique et n'était autre, sans doute, que le paracolibacille du premier type.

(5) Agno, Rapports pathogènes entre le bacille typhique et le *Bacterium coli* (*Ann. de l'Inst. d'hyg. expér. de l'Université de Rome*, t. III, nouv. série).

(6) D'après Sanarelli, dès que la toxine typhique a fait sentir son influence sur

Dans les autres affections ulcératives de l'intestin, la dysenterie, la colite, la typhlite et l'appendicite, la tuberculose et le cancer, il peut, d'une part, de même que dans la dothiénentérie, provoquer la péritonite partielle ou générale en traversant les tissus altérés (Malvoz) (1) ; d'autre part — et le fait a été établi pour l'appendicite par M. Achard (2) — émigrer par la voie vasculaire, suscitant sur son passage la pyléphlébite adhésive ou suppurative, l'hépatite suppurée, l'endocardite, les abcès des poumons, enfin, après sa diffusion dans la grande circulation, une véritable pyémie se traduisant par des suppurations de siège varié.

Dans l'étranglement herniaire, il franchit l'intestin nécrosé (3), pénètre dans le sac, puis dans la grande cavité péritonéale, et enfin dans l'économie entière, occasionnant le choléra herniaire (4), l'hypothermie, la congestion pulmonaire, etc. (Clado) (5). Il en est de même dans l'iléus et les diverses modalités de l'obstruction intestinale (6).

Chez les animaux, par la ligature de l'intestin, on provoque une semblable migration du colibacille que l'on retrouve notamment dans les poumons congestionnés (Wurtz).

Dans la perforation intestinale, qu'elle soit occasionnée par l'étranglement de l'intestin, l'appendicite, la fièvre typhoïde ou toute autre cause, le rôle du colibacille relatif au développement de la péritonite et de l'évolution des accidents mortels, sans être exclusif, est, à coup sûr, souvent prépondérant (7) et en tout cas beaucoup moins effacé que ne le veut Barbacci (8).

La question de savoir si le colibacille est capable, à lui seul, d'amener la péritonite, ou s'il ne peut produire cette lésion qu'à la faveur de la présence des matières fécales dans la cavité péritonéale,

les parois intestinales, le colibacille devient pathogène ; il se multiplie extrêmement et tend à anéantir toutes les autres espèces microbiennes de l'intestin. A lui sont redevables diverses complications de la fièvre typhoïde. — Sanarelli, Études sur la fièvre typhoïde expérimentale, 2e mém. (*Ann. de l'Inst. Pasteur*, 1894, p. 193).

(1) Malvoz, Le *Bacterium coli commune* comme agent habituel des péritonites d'origine intestinale (*Arch. de méd. exp.*, 1891, p. 593).

(2) Achard, Infection hépatique compliquant l'appendicite ; pathogénie des abcès aréolaires du foie (*Bull. de la Soc. méd. des hôp.*, 16 nov. 1894).

(3) La nécrose des parois intestinales ne serait pas nécessaire, leur distension gazeuse et leur inflammation suffiraient. — Multanowski. Sur la perméabilité des parois intestinales pour les microbes dans l'obstruction de l'intestin. Th. de Saint-Pétersbourg, 1895.

(4) Nicolaysen, Études d'étiologie et de pathogénie de l'iléus basées sur 30 cas (*Norsk Magazine*, supplém., 1895).

(5) Clado, Bactérie de l'infection herniaire (*Congr. fr. de chir.*, 1889. Volume publié en 1890, p. 620).

(6) Lemoine, Bronchopneumonie due au colibacille dans un cas d'obstruction intestinale (*Bull. de la Soc. méd. des hôp.*, 9 nov. 1894).

(7) Sur 31 cas de péritonite humaine, Fraenkel a trouvé 9 fois le colibacille seul, 3 fois le colibacille associé à d'autres microbes (*Hyg. Rundschau*, 1er sept. 1891).

(8) Barbacci, Ueber Ætiologie und Pathogenese der Peritonitis (*Centralbl. f. allgem. Phys. und path. Anat.*, 12 octobre 1893).

ainsi que le voudraient les recherches expérimentales de Laruelle (1),
est secondaire dans l'espèce.

Affections du foie et du pancréas. — A l'état normal, les
germes intestinaux envahissent non pas seulement la portion termi-
nale du canal cholédoque, comme on l'admettait jusque dans ces derniers temps, mais ils occupent ce canal dans toute sa longueur
jusqu'à l'origine des canaux hépatiques, ainsi que le canal cystique
et la vésicule biliaire (Gilbert et Lippmann) (2) : il en est ainsi du
moins des germes anaérobies, les aérobies, suivant la donnée classique, ne remontant le cours de la bile que dans une faible étendue.
Aérobie et anaérobie facultatif, le colibacille se range parmi les microbes
les plus pénétrants des voies biliaires, à côté de l'entérocoque, der-
rière le *funduliformis* et quelques autres germes anaérobies stricts ;
aussi est-il assez souvent présent dans la vésicule biliaire physiologique. Dans les voies biliaires intra-hépatiques, il fait défaut normalement, de même que d'ailleurs le plus souvent il est absent de la
vésicule, occupée par d'autres germes ; mais, que le cours de la bile
vienne à être entravé par un obstacle mécanique, que la qualité et la
quantité de ce liquide, que le fonctionnement de son appareil d'excrétion viennent à être modifiés par une maladie grave (3), l'infection
ascendante des voies biliaires pourra s'effectuer. Sans doute ici
encore le bacille d'Escherich n'intervient pas d'une façon exclusive,
mais d'une façon prédominante ; il n'est pas le parasite unique, mais
l'un des grands parasites du milieu biliaire. Il donnera naissance à
l'angiocholite et à la cholécystite isolées, ou associées, suppurées (4)
ou non (5), selon le degré de sa virulence [Gilbert, Girode (6), Dominici (7) et Fournier (8), Dmochowski et Janowski (9), Auché et Coyne (10,

(1) LARUELLE, Étude bactériologique sur les péritonites par perforation (*La
Cellule*, 1889, p. 59).

(2) GILBERT et LIPPMANN, Le microbisme biliaire normal (*Bull. de la Soc. de biol.*,
31 janvier 1903).

(3) C'est ainsi que, dans la pneumonie, les germes intestinaux peuvent envahir les
voies biliaires intra-hépatiques et, par l'intermédiaire d'une angiocholite catarrhale,
amener l'ictère. — GILBERT et GUENET, Pathogénie de l'ictère dans la pneumonie
(*Bull. de la Soc. de biol.*, 19 octobre 1898).

(4) Le colibacille pourrait être l'agent de la suppuration des kystes hydatiques
du foie. — GILBERT et WEIL (*Bull. de la Soc. de biol.*, 1897, p. 657).

(5) C'est-à-dire oblitérante (GILBERT et FOURNIER), cirrhogène, etc.

(6) GILBERT et GIRODE, Contribution à l'étude bactériologique des voies biliaires
(*Bull. de la Soc. de biol.*, 1890). — ID., Des angiocholites infectieuses ascendantes,
suppuratives (*Bull. de la Soc. de biol.*, 1891).

(7) GILBERT et DOMINICI, De l'angiocholite et de la cholécystite colibacillaires
(*Bull. de la Soc. de biol.*, 20 janvier 1894).

(8) GILBERT et FOURNIER, Angiocholite infectieuse oblitérante et cirrhose biliaire
hypertrophique (*Bull. de la Soc. de biol.*, 10 juillet 1897).

(9) DMOCHOWSKI et JANOWSKI, Deux cas d'angiocholite suppurée due au colibacille (*Gaz. lek.*, 51, 52, déc. 1894).

(10) AUCHÉ et COYNE, Angiocholite colibacillaire avec ictère (*Congrès de méd. de
Bordeaux*, 1895).

Bacaloglu (1). La cholécystite, à son tour, pourra avoir pour conséquence la formation de calculs, si bien que l'on reconnaît dans le colibacille un facteur pathogénique important de la lithiase biliaire [Gilbert, Dominici (2), Fournier (3), Mignot].

Dans un certain nombre de cas, d'ailleurs, les limites des voies biliaires seront franchies (4), le colibacille pénétrera dans le sang ; la *colibacillémie*, fréquente dans les entérites et à laquelle se rattachent, ainsi que nous l'avons vu, diverses complications du choléra colibacillaire, sera réalisée et expliquera la possibilité de l'apparition d'une endocardite, d'une péricardite, d'une méningite, etc.

Expérimentalement, l'angiocholite et la cholécystite peuvent être réalisées par l'inoculation dans le cholédoque de cultures de colibacilles provenant des voies biliaires d'individus affectés d'angiocholite (Charrin et Roger) (5), ou des fèces humaines normales (Gilbert et Dominici) (6). De même que chez l'homme, les microbes peuvent passer des voies biliaires dans le sang, réaliser la colibacillémie et occasionner diverses complications, parmi lesquelles l'endocardite (Gilbert et Dominici).

Dans les conduits pancréatiques normaux, les germes intestinaux ne s'avancent qu'à une faible profondeur et c'est à peine si les anaérobies y occupent une zone de 2 centimètres (Gilbert et Lippmann) (7). Le colibacille n'en habite que l'embouchure.

Toutefois ces canaux peuvent être infectés pathologiquement, soit isolément, soit, et c'est la règle, en même temps que les voies biliaires (Girode) (8).

Une prédisposition générale héréditaire et transmissible, la *diathèse d'auto-infection*, préside à ces infections polycanaliculaires dans certains cas ; dans d'autres, celles-ci se rattachent à des modifications qualitatives et quantitatives des sécrétions glandulaires ou à des vices d'excrétion pouvant tenir à des désordres locaux.

Les *canaliculites* pancréatiques, les pancréatites aiguës (Simon et Douglas-Stanley (9), suppuratives [Étienne] (10) et hémorragiques

(1) Bacaloglu, Abcès angiocholitiques à colibacille (*Bull. de la Soc. anat.*, 1899, p. 1097).

(2) Gilbert et Dominici, La lithiase biliaire est-elle de nature microbienne? (*Bull. de la Soc. de biol.*, 1894).

(3) Gilbert et Fournier, *Bull. de la Soc. de biol.*, 1896, p. 155.

(4) Les abcès périhépatiques, et notamment les abcès sous-diaphragmatiques, relèvent souvent de l'action du colibacille.

(5) Charrin et Roger, Angiocholites microbiennes expérimentales (*Bull. de la Soc. de biol.*, 1891).

(6) Gilbert et Dominici, De l'angiocholite et de la cholécystite colibacillaires expérimentales (*Bull. de la Soc. de biol.*, 20 janvier 1894).

(7) Gilbert et Lippmann, Le microbisme pancréatique normal (*Bull. de la Soc. de biol.*, 30 janvier 1904).

(8) Girode, Infection biliaire, pancréatique, etc. *Bull. de la Soc. de biol.*, 5 mars 1892.

(9) Simon et Douglas-Stanley, Pancréatite aiguë *The Lancet*, 25 mai 1897.

(10) Étienne, Des pancréatites suppurées (*Arch. de méd. exp.*, X, p. 177, 1898).

[Fripp (1)], l'hématome de l'arrière-cavité des épiploons, conséquence assez fréquente de ces dernières [Michel (2), Hlava (3)], la nécrose adipeuse du pancréas (Hlava), les scléroses du pancréas entraînant ou non le diabète sucré (Gilbert et Lereboullet) peuvent découler de l'infection des voies pancréatiques par le colibacille ou tout autre germe et, de fait, ces lésions ont été réalisées au moyen d'inoculations colibacillaires par P. Carnot (4).

Affections des organes génito-urinaires. — De même que de l'intestin et des voies biliaires inférieures le colibacille peut s'étendre aux voies biliaires supérieures et aux voies pancréatiques, de même des régions génito-urinaires externes, qu'il habite normalement, il peut gagner les organes génito-urinaires profonds.

L'envahissement des organes génitaux n'a été noté que dans le sexe féminin ; Cassel (5) a signalé le colibacille dans la vulvo-vaginite des petites filles ; Gilbert a constaté la présence de ce germe dans l'écoulement utérin d'une femme affectée de métrite ; Gilbert et Lion, puis Reymond (6), Jayle (7) et Rist (8) l'ont relevée dans le pus de la salpingite, Michel (9) dans deux cas de kystes ovariques suppurés, à l'état de pureté. Quelquefois l'infection dépasse les limites de l'appareil génital et le colibacille suscite la pelvi-péritonite, la péritonite généralisée ou même une septicémie qui parfois se complique d'endocardite infectieuse (Rendu) (10). Il peut en être ainsi notamment chez les accouchées, si bien qu'il existe une péritonite puerpérale et une fièvre puerpérale colibacillaires [Rendu (11), Chantemesse, Widal et Legry (12), Williams (13), Prioleau (14)].

L'infection des voies urinaires par le colibacille est fréquente dans les deux sexes. Les recherches d'Achard et Renault, de Krogius et de Reblaub (15) ont effectivement établi que le germe de l'infection

---

(1) Fripp, *Société clinique de Londres*, 6 décembre 1898, analysé in *Presse méd.*, annexe, 1898, p. 207).

(2) Michel, De l'hématome de l'arrière-cavité des épiploons. Thèse Nancy, 1898.

(3) Hlava, Sur la pancréatite hémorragique (*Gazette hebdomadaire*, 1897, p. 793).

(4) Carnot, Recherches expérimentales et cliniques sur les pancréatites. Th. de Paris, 1898.

(5) Cassel, Vulvo-vaginite des petites filles (*Berlin. klin. Woch.*, 1899).

(6) Reymond, Des salpingo-ovarites. Thèse, 1895.

(7) Jayle, Examen bactériologique de 30 cas de suppurations pelviennes (*Bull. de la Soc. anat.*, 1895, p. 223).

(8) Rist, *Bull. de la Soc. de biol.*, 15 mars 1902.

(9) Cité par G. Étienne, Les infections colibacillaires, p. 78. Paris, Alcan, 1899.

(10) Rendu, Infection colibacillaire post-puerpérale (*Bull. méd.*, 1893, p. 819).

(11) Rendu, *loc. cit.*

(12) Chantemesse, Widal et Legry, Des infections par colibacille (*Bull. de la Soc. méd. des hôp.*, 11 décembre 1891).

(13) Williams, Infection puerpérale, etc. (*The American Journ. of the med. sc.*, p. 45, juillet 1893).

(14) Prioleau, Puerpéralité et microbisme préexistant (*Arch. de tocologie*, janvier 1894).

(15) Reblaub, Sur l'identité de la bactérie pyogène urinaire et du *Bacterium coli commune* (*Bull. de la Soc. de biol.*, 19 décembre 1892).

urinaire, étudié par Clado (1), d'abord, sous le nom de *bactérie septique de la vessie*, par Hallé et Albarran (2), ensuite, sous la désignation de *Bacterium pyogenes*, n'est autre que le colibacille (3).

A la vérité, le colibacille n'est pas plus l'envahisseur exclusif des voies urinaires que des voies biliaires, mais il en est l'un des envahisseurs principaux. Les recherches récentes de Cottet ont montré la large place qu'il convient d'attribuer aux anaérobies dans la genèse des affections inflammatoires des voies urinaires, et ainsi le colibacille a perdu sur ce terrain une part de son importance pathogénique ; un semblable travail de revision s'impose en ce qui concerne la série des affections digestives, biliaires ou autres, dans lesquelles le colibacille a été rencontré et dans lesquelles la recherche des anaérobies a été communément négligée.

D'ordinaire, l'infection des voies urinaires se produit à la faveur du cathétérisme, mais il n'en est pas toujours ainsi, et le colibacille parvient dans la vessie quelquefois chez l'homme (Gilbert et Grenet) (4), plus souvent chez la femme, après avoir cheminé de proche en proche à travers l'urètre (Reymond) (5). L'urétrite colibacillaire a d'ailleurs été signalée par Pluym et T. Laag (6).

L'infection colibacillaire de la vessie ne se produit pas toujours par le canal urétral. Dans certains cas, elle offre une provenance intestinale, soit que le germe pathogène traverse directement les parois de l'intestin et de la vessie (Wreden, Pressman, Trumpp), soit qu'il soit apporté à la vessie par la voie sanguine (Pressman, Posner et Lewin).

Il trouve dans le milieu urinaire un terrain de pullulation peu favorable et réclame souvent, pour produire la cystite, quelque condition adjuvante telle que, par exemple, la distension vésicale, liée à un obstacle au passage de l'urine.

L'uretère, le bassinet, les calices, le parenchyme du rein, le tissu cellulo-adipeux périrénal pourront être envahis ultérieurement, et pourront prendre naissance l'urétérite, la pyélite, la néphrite suppurative, l'abcès périnéphrétique [Hallé (7) Albarran et Banzet (8)].

(1) Clado, Th. doct., Paris, 1886.

(2) Hallé et Albarran, *Bull. de l'Acad. de méd.*, 1888.

(3) Morelle pense que ce germe est le *Bacillus lactis aerogenes*, c'est-à-dire notre paracolibacille du premier type. Il est possible que ce paracolibacille intervienne dans certains cas, de même que les autres paracolibacilles (celui du deuxième type a d'ailleurs été rencontré par Achard et Renault). Mais il n'a pas été observé jusqu'à ce jour, pas même par Morelle, puisque, dans les faits de cet auteur, il s'agissait de bactéries *mobiles*. — Morelle, Étude bactériologique sur les cystites (*La Cellule*, 1892).

(4) Gilbert et Grenet, Cystite primitive à colibacille (*Bull. de la Soc. de biol.*, 28 novembre 1896).

(5) Reymond, *Ann. des mal. des org. génito-urin.*, octobre 1893.

(6) Pluym et Laag, Urétrite d'origine colibacillaire (*Centralbl. f. Bakter.*, 1895).

(7) Hallé, La pyélonéphrite au point de vue anatomique et bactériologique, etc. (*Ann. des mal. des org. génito-urin.*, déc. 1894).

(8) Albarran et Banzet, Note sur la bactériologie des abcès urineux (*Ann. des mal. des org. génito-urin.*, mai 1896).

La sphère urinaire même est fréquemment dépassée, l'infection sanguine réalisée avec ses conséquences. Il y a lieu de penser, notamment, que les paralysies dites *urinaires* (1) relèvent d'une action du colibacille ou de ses toxines sur la moelle épinière (Gilbert et Lion).

Expérimentalement, on peut réaliser la production de la cystite purulente chez les animaux par l'inoculation intravésicale (2) du colibacille, à la condition de pratiquer la ligature temporaire de la verge, qui occasionne la distension vésicale, de même que l'on peut, par l'infection de l'uretère, suivie de sa ligature, amener le développement de l'uretérite, de la pyélite et de la néphrite suppurée (Hallé et Albarran).

Affections diverses. — Quand nous aurons mentionné l'otite purulente [(Stern)(3), (Ménière)(4)], la panophtalmie (Randolph)(5),

(1) J'ai eu l'occasion de vérifier la réalité de l'existence des *paralysies humaines colibacillaires*.

Chez une malade qui était atteinte d'une vaste suppuration des annexes gauches de l'utérus, se développa une paralysie qui, ayant débuté par les membres supérieurs, s'étendit aux membres inférieurs, au tronc et au cou, respectant la vessie et le rectum, s'accompagnant d'une très légère anesthésie des extrémités et d'un certain engourdissement des fonctions cérébrales. Au bout de quarante-huit heures, la paralysie était presque absolue. En même temps, l'état général était des plus grave, la température était élevée, et le muguet s'était montré à la fois dans les diverses parties de la bouche et de la gorge.

C'est dans ces conditions que, par une incision faite à la paroi abdominale, M. Hartmann donna issue à un litre environ d'un pus d'odeur fécale.

Ce pus contenait le colibacille à l'état de pureté.

A partir de l'opération un changement à vue s'opéra dans l'état général de la malade, la fièvre tomba et le muguet disparut comme par enchantement.

Quant à la paralysie, elle s'accentua davantage encore pendant cinq jours, au point de devenir véritablement absolue, puis elle commença à rétrocéder au niveau des membres supérieurs d'abord, des membres inférieurs ensuite.

Cependant, la torpeur générale s'était rapidement dissipée, la légère anesthésie des extrémités s'était progressivement effacée, la vessie et le rectum avaient continué à jouir de leurs fonctions. Les masses musculaires étaient devenues le siège d'une sensibilité douloureuse assez vive. Vingt-cinq jours après l'opération s'étaient montrés les signes d'une cystite purulente légère, qui dura trois semaines environ.

De même que le pus précédemment évacué, l'urine contenait exclusivement le colibacille.

Quatre mois après son début, la paralysie n'avait pas encore complètement cédé : cependant la malade pouvait se servir de ses mains et commençait à marcher.

Il n'y avait pas, chez cette malade, d'infection générale, de colibacillémie, ainsi qu'en témoigne l'amendement des phénomènes déterminé par l'intervention chirurgicale, mais une infection locale par le colibacille. Le foyer infectieux avait été le point de départ d'une intoxication générale dont la paralysie avait été la conséquence et l'un des principaux effets.

La malade, dans la suite, guérit complètement, mais avec une extrême lenteur.

(2) On pourrait également réaliser la cystite colibacillaire par injection intraveineuse. — Bazy, Des cystites expérimentales par injection intraveineuse de cultures de colibacille (*Bull. de la Soc. de biol.*, 12 mars 1892).

(3) Stern, Contribution à l'étude bactériologique de l'otite purulente (*Arch. of Otol.*, t. XXV, p. 139).

(4) Ménière, Manuel d'otologie clinique, 1894.

(5) Randolph, Un cas de panophtalmie déterminé par le bacille coli (*The Americ. Journ. of the med. Sc.*, 1893, p. 440).

l'empyème du sac lacrymal [(Mazet) (1)], la sinusite [Werner, Jacquet (2), l'abcès péri-anal [Achard et Renault, Lannelongue et Achard (3), et l'infection des plaies par le colibacille, en particulier chez les individus souffrant de diarrhées putrides (Tavel) (4), nous aurons parcouru le domaine pathologique du colibacille tout entier, ou du moins il ne nous restera plus qu'à mentionner les affections profondes qu'il peut engendrer primitivement, tout au moins en apparence, c'est-à-dire sans que sa porte d'entrée puisse être reconnue.

Si, le plus souvent, il est aisé de suivre le colibacille dans son travail pathologique et de reconnaître la voie, ici intestinale, là biliaire, ailleurs génitale ou urinaire, par laquelle il a pénétré dans l'économie pour aller à distance réaliser telle ou telle lésion organique, il est également des faits assez nombreux dans lesquels il a été incriminé sans que le lieu de sa pénétration ait pu être retrouvé.

Il en était ainsi dans certains cas d'endocardite [Gilbert et Lion, Thiroloix, Macaigne, Hitschmann et Michel (5), Garrod (6), de pneumonie (Ardin-Delteil et Rimbaud) (7), de pleurésie (Widal, Dumontpallier) (8), de méningite [Neumann et Schaeffer, Adenot, Netter, Schérer (9), Sidney Wolf (10), Sacquépée (11)], de méningites et d'arthrites (Sevestre et Gastou), de thyroïdites (Tavel), de néphrite [Fernet et Papillon(12), Chantemesse et Widal(13), Achard et Renault, Netter, Macaigne (14), Jeanselme], d'hépatite et d'ictère grave

---

(1) Mazet, Sur l'empyème du sac lacrymal (*Arch. de méd. exp.*, t. VII, p. 3, 1895, et Th. de Paris, 1895).

(2) Cités par G. Étienne, *loc. cit.*, p. 77.

(3) Lannelongue et Achard, Abcès de la marge de l'anus par le colibacille (*Bull. méd.*, 1893, p. 75).

(4) Tavel, Infection des plaies par le *Bacterium coli.* (*Comptes rendus de la IIIe assemblée générale des médecins suisses*, 1889.

(5) Hitschmann et Michel, Endocardite et pyémie à *Bacterium coli commune* (*Wien. klin. Woch.*, 1896).

(6) Garrod, Ulcerative endocarditis secondary to disease of the middle ear (*The Lancet*, 6 février 1897, p. 380).

(7) Ardin-Delteil et Rimbaud, Pneumotyphoïde et colibacille (*Presse méd.*, 6 février 1904).

(8) D'Espine et H. Maillart ont décrit chez le lapin une rhino-trachéo-bronchite purulente causée par une variété de colibacille (*Rev. méd. de la Suisse romande*, février 1898).

(9) Schérer, Étiologie de la méningite (*Jahrb. f. Kinderh.*, t. XXXIX, p. 1, 1895).

(10) Sidney Wolf, Contribution à l'étiologie de la méningite (*Berlin. klin. Woch.*, n° 10, 8 mars 1897).

(11) Sacquépée, Infections secondaires au cours des méningites cérébro-spinales (*Bull. de la Soc. méd. des hôp.*, 11 juillet 1902).

(12) Fernet et Papillon, Néphrite infectieuse à forme typhoïde déterminée par le colibacille (*Bull. de la Soc. méd. des hôp.*, 23 décembre 1892).

(13) Chantemesse et Widal, Néphrite infectieuse par colibacille, complication de la fièvre typhoïde (*Bull. de la Soc. méd. des hôp.*, 30 décembre 1892).

(14) Macaigne, Étude sur la néphrite colibacillaire d'origine sanguine (*Arch. de méd. expér.*, décembre 1896).

[Wolezywski (1), Vincent (2), Sittmann et Barlow (3), Hanot (4) et
Boix (5)], de pyosepticémie à type général et à type cutané hémorragique (6).

Tantôt, dans ces observations, il s'agissait du colibacille typique
et tantôt des types paracolibacillaires.

Le germe rencontré dans l'endocardite par Gilbert et Lion (7),
notamment, différait du colibacille typique par son immobilité, par
sa grande virulence et la haute toxicité de ses produits solubles, par
la facilité avec laquelle il réalisait chez l'animal l'endocardite, l'artérite et surtout soit la méningite, soit la paraplégie tardive sans lésion
appréciable du système nerveux (8).

D'après cet aperçu, on peut juger de l'étendue du domaine pathologique du colibacille. Sans doute ce domaine ne lui est pas définitivement acquis, la recherche des anaérobies ayant été trop souvent
négligée dans les travaux sur lesquels nous avons étayé l'histoire de
la colibacillose. Cette réserve faite, il convient de reconnaître que,
réputé banal, sinon utile, le colibacille, en réalité, est un ennemi vigi-
lant caché dans l'organisme, prêt à profiter de ses défaillances.

Lorsque l'occasion propice lui fait défaut pendant la vie, à peine
s'est-elle éteinte qu'il envahit rapidement les organes (9) (Wurtz et
Herman) (10), et devient ainsi l'un des principaux agents de la décomposition cadavérique.

DIAGNOSTIC. — TRAITEMENT. — Le séro-diagnostic peut être
employé pour le diagnostic de la colibacillose : dans le sang des
sujets frappés de cette maladie se développe en effet une substance
agglutinante pour le colibacille. Toutefois il est indispensable, pour
la réussite de l'épreuve d'agglutination, que la culture employée ait
été ensemencée par le colibacille type dans le cas de colibacillose et

(1) Wolezywski, Épidémie d'ictère apyrétique des nouveau-nés (*Intern. klin.
Rundschau*, 1893, nᵒˢ 26-28. Anal. in *Méd. mod.*, 1893, p. 845).
(2) Vincent, *Soc. de biol.*, 1893, p. 462.
(3) Sittmann et Barlow, *Deutsche Arch. f. klin. Med.*, LII, 3-4.
(4) Hanot et Boix, Ictère grave hypothermique (*Soc. méd. des hôp.*, 1894).
(5) Boix, Nature et pathogénie de l'ictère grave d'après les données bactériologiques (*Arch. gén. de méd.*, 1896).
(6) G. Étienne, *loc. cit.*, p. 50 et 59.
(7) Gilbert et Lion, Microbe de l'endocardite infectieuse (*Bull. de la Soc. de
biol.*, 1888).
(8) Un récent travail de Holger Trautner étudie le rôle que jouerait le colibacille dans la pathogénie de la goutte ; il formerait dans les selles une substance
organique réductrice qui serait transformée en xanthine, puis en acide urique pendant son passage dans le sang (*Nord. med. Arkiv.*, 1904, sect. II, fasc. 2, nᵒ 7).
(9) Dans l'agonie, l'envahissement des organes est très rare. — Achard et Phulpin,
Contribution à l'étude de l'envahissement des organes par les microbes pendant la
vie et après la mort (*Arch. de méd. exp.*, t. VII, 1895).
(10) Ces auteurs ont constaté la présence du colibacille dans les viscères de la
moitié des cadavres, vingt-quatre heures après la mort en été (*Arch. de méd. exp.
et d'anat. path.*, t. III, p. 6, 1892).

par le paracolibacille pathogène dans celui de paracolibacillose (Widal et Nobécourt) (1). En pratique, il faudrait donc simultanément étudier la séro-réaction sur le colibacille et les divers paracolibacilles si l'on voulait demander des clartés à cette méthode de diagnostic.

Dans l'état actuel de la question, le rôle du colibacille dans la série des états morbides qu'il est capable d'engendrer pourra plutôt être soupçonné qu'affirmé.

Nous ne saurions ici entrer dans aucun détail à ce sujet. Il en est de même d'ailleurs au point de vue thérapeutique. Rappelons seulement, à cet égard, les tentatives de sérothérapie anticolibacillaire faites par divers observateurs, notamment par MM. Albarran et Mosny (2).

(1) Widal et Nobécourt, *Sem. méd.*, 4 août 1897. — Widal, Sur la séro-réaction dans les infections colibacillaires (*Bull. de la Soc. de biol.*, 16 octobre 1897).

(2) Albarran et Mosny, Recherches sur la sérothérapie de l'infection urinaire (*Ann. des mal. des org. génito-urin.*, mai 1896).

TABLE DES MATIÈRES

STAPHYLOCOCCIE,

par J. Courmont....................................... 75

I. — Le microbe : staphylocoque pyogène.......................... 75

II. — Effets expérimentaux du staphylocoque sur les animaux........... 82
III. — Rôle du staphylocoque en pathologie humaine.................... 90

PNEUMOCOCCIE.

par L. Lamouzy................................... 101

Bactériologie... 103

COLIBACILLOSE ET PARACOLIBACILLOSES,

158-04. — Corbeil. Imprimerie Éd. Crété.

Librairie J.-B. BAILLIÉRE ET FILS, 19, rue Hautefeuille, PARIS

MANQUAT

ANCIEN AGRÉGÉ DU VAL-DE-GRACE
ANCIEN RÉPÉTITEUR DE THÉRAPEUTIQUE A L'ÉCOLE DU SERVICE DE SANTÉ
MILITAIRE DE LYON

Traité Élémentaire

DE THÉRAPEUTIQUE

de Matière médicale et de Pharmacologie

1903, *Cinquième édition*. 2 vol. in-8, ensemble 2104 pages. **24 fr.**

Le **Traité de Thérapeutique** de M. MANQUAT est divisé en trois parties: la
PREMIÈRE consiste en un rapide exposé des *notions de la thérapeutique générale*;
la SECONDE comprend, sous le nom de *modificateurs*, l'étude de tous les agents thérapeutiques.
Le chapitre I comprend l'étude des agents qui s'attaquent à la cause même de
la maladie, quand cette cause est extérieure à l'individu: tels sont les *antiseptiques* et les *antiparasitaires*. Dans ce volume, l'auteur a insisté sur les données
relatives à l'*infection*, aux moyens de défense de l'organisme et à l'*antisepsie*. Le
second chapitre traite des *modificateurs de l'appareil digestif*, le troisième des
modificateurs de la nutrition, et le quatrième de ceux *du sang*.
Le second volume comprend d'abord les *modificateurs de la circulation*, puis
ceux de l'*appareil respiratoire*, du *système nerveux*, de la *peau*, de la *sécrétion
lactée* et des appareils *urinaire* et *génital*. L'auteur s'est étendu tout particulièrement sur les médicaments capables de combattre la douleur, sur les somnifères
et sur les antithermiques. Le dernier chapitre est consacré aux agents qui, tels
que les *caustiques*, les *astringents*, l'*électricité*, etc., n'ont pas d'action élective
sur une fonction.
Un résumé rapide des connaissances pharmacologiques nécessaires au médecin,
constitue la TROISIÈME PARTIE et termine l'ouvrage.
Dans l'exposé de chaque médicament, M. MANQUAT s'est efforcé de fournir des
résultats utilisables en pratique; dans ce but, il a donné une place considérable
aux indications des remèdes et à leur mode d'administration. L'étude de chaque
substance toxique se termine par l'indication du *traitement de l'empoisonnement*.
L'énumération des principales eaux minérales, avec leur composition, est jointe
au chapitre qui traite du médicament auquel elles doivent leurs propriétés.
Dans cette nouvelle édition, M. MANQUAT a tâché de présenter un aperçu, aussi
exact que possible, des plus récentes acquisitions thérapeutiques. A la liste déjà
longue des médicaments nouveaux contenus dans les précédentes éditions, il faut
signaler dans celle-ci : l'*aspirine*, la *lécithine*, le *cacodylate de soude*, l'*arrhénal*,
la *persodine*, l'*hermophényl*, la *levure de bière*, l'*hédonal*, le *chlorétone*, l'*adré-
naline*, l'*urotropine*, l'*uricédine*, l'*yohimbine*, l'*érythrol*, le *calaya*, la *zomothérapie*,
le *sérum de Trunecek*, l'*euquinine*, l'*iodipine*, etc. La thérapeutique de la *dyspep-
sie* a reçu de nouveaux développements, le chapitre des *régimes* a été notablement
augmenté. Des chapitres sur la *photothérapie*, la *gymnastique médicale* et
l'*électrothérapie* complètent ce qui a trait à la physiothérapie.
Cinq éditions en douze ans prouvent la faveur croissante de ce remarquable
traité que tout élève doit étudier, que tout praticien doit consulter. C'est le livre
qui donne le plus exactement le reflet de la thérapeutique actuelle.
Grâce à ses fréquentes réimpressions, il est toujours au courant : l'auteur a
revu avec un soin tout particulier la 5e édition ; il a tenu à n'oublier aucune des
nouveautés thérapeutiques. Les améliorations de détails sont innombrables, il
s'en trouve pour ainsi dire à chaque page. Il a consacré plus d'un an de travail
assidu à préparer l'édition actuelle.
« C'est, dit M. HUCHARD, un guide sûr pour les praticiens, c'est un ouvrage que
je consulte souvent avec grand profit, et qui fait le plus grand honneur au travail, à la science de son auteur. »

Atlas Manuels de Médecine coloriés